中医历代名家学术研究丛书

主编 潘桂娟

Academic Research Series of Famous
Doctors of Traditional Chinese
Medicine through the Ages

"十三五"国家重点图书出版规划项目

邢玉瑞 呼兴华 编著

王珪

中国中医药出版社

·北 京·

图书在版编目（CIP）数据

中医历代名家学术研究丛书 . 王珪 / 潘桂娟主编；邢玉瑞，呼兴华编著 . —北京：中国中医药出版社，2017.9

ISBN 978-7-5132-1750-7

Ⅰ . ①中… Ⅱ . ①潘…②邢…③呼… Ⅲ . ①中医学—临床医学—经验—中国—宋代 Ⅳ . ① R249.1

中国版本图书馆 CIP 数据核字（2013）第 291556 号

中国中医药出版社出版

北京市朝阳区北三环东路 28 号易亨大厦 16 层

邮政编码　100013

传真　010 64405750

河北新华第二印刷有限责任公司印刷

各地新华书店经销

开本 880×1230　1/32　印张 5.5　字数 141 千字

2017 年 9 月第 1 版　2017 年 9 月第 1 次印刷

书号　ISBN 978 - 7 - 5132 - 1750 - 7

定价　42.00 元

网址　www.cptcm.com

社 长 热 线　010-64405720

购 书 热 线　010-89535836

侵 权 打 假　010-64405753

微信服务号　**zgzyycbs**

微商城网址　**https://kdt.im/LIdUGr**

官方微博　http://e.weibo.com/cptcm

天猫旗舰店网址　**https://zgzyycbs.tmall.com**

如有印装质量问题请与本社出版部联系（010 64405510）

项目来源及国家重点图书出版计划

2005 年度国家"973"计划课题"中医理论体系框架结构与内涵研究"（编号：2005CB532503）

2009 年度科技部基础性工作专项重点项目"中医药古籍与方志的文献整理"（编号：2009FY120300）子课题"古代医家学术思想与诊疗经验研究"

2013 年度国家"973"计划项目"中医理论体系框架结构研究"（编号：2013CB532000）

国家中医药管理局重点研究室"中医理论体系结构与内涵研究室"建设规划

"十三五"国家重点图书、音像、电子出版物出版规划（医药卫生）

前言

中医理论肇始于《黄帝内经》《难经》，本草学探源于《神农本草经》，辨证论治及方剂学发轫于《伤寒杂病论》。在此基础上，历代医家结合自身的思考与实践，提出独具特色的真知灼见，不断革故鼎新，充实完善，使得中医药学具有系统的知识体系结构、丰富的原创理论内涵、显著的临床诊治疗效、深邃的中国哲学背景和特有的话语表达方式。历代医家本身就是"活"的学术载体，他们刻意研精，探微索隐，华叶递荣，日新其用。因此，中医药学发展的历史进程，始终呈现出一派继承不泥古、发扬不离宗的繁荣景象。

中国中医科学院中医基础理论研究所，自 2008 年起相继依托 2005 年度国家"973"计划课题"中医学理论体系框架结构与内涵研究"、2009 年度科技部基础性工作专项重点项目"中医药古籍与方志的文献整理"子课题"古代医家学术思想与诊疗经验研究"、2013 年度国家"973"计划项目"中医理论体系框架结构研究"，以及国家中医药管理局重点研究室"中医理论体系结构与内涵研究室"建设规划，联合北京中医药大学等 16 所高等院校及科研和医疗机构的专家、学者，选取历代具有代表性或学术特色突出的医家，系统地阐释与解析其代表性学术思想和诊疗经验，旨在发掘与传承、丰富与完善中医理论体系，为提升中医师理论水平和临床实践能力和水平提供参考和借鉴。本套丛书即是此系列研究阶段性成果总结而成。

综观历史，凡能称之为"大医"者，大都博览群书，学问淹博赅洽，集百家之言，成一家之长。因此，我们以每位医家独立成书，尽可能尊重原著，进行总结、提炼和阐发。此外，本丛书的另一个特点是，将医家特色学术观点与临床实践相印证，尽可能选择一些典型医案，用以说明理论的实践价值，便于临床施用。本丛书现已列入《"十三五"国家重点图书、音像、电子出版物出版规划》中的"医药卫生"重点图书出版计划，并将于"十三五"期间完成此项出版计划，拟收载历代102名中医名家，总字数约1600万。

丛书各分册作者，有中医基础学科和临床学科的资深专家、国家及行业重点学科带头人，也有中青年教师、科研人员和临床医师中的学术骨干，分别来自全国高等中医院校、科研机构和临床单位。从学科分布来看，涉及中医基础理论、中医各家学说、中医医史文献、中医经典及中医临床基础、中医临床各学科。全体作者以对中医药事业的拳拳之心，共同努力和无私奉献，历经数年成就了这份艰巨的工作，以实际行动切实履行了传承、运用、发展中医药学术的重大使命。

在完成上述科研项目及丛书撰写、统稿与审订的过程中，研究团队暨编委会和审订委员会全体成员，精益求精之心始终如一。在上述科研项目负责人、丛书总主编、中国中医科学院中医基础理论研究所潘桂娟研究员主持下，由常务副主编张宇鹏副研究员、陈曦副研究员及各分题负责人——翟双庆教授、刘桂荣教授、郑洪新教授、邢玉瑞教授、钱会南教授、马淑然教授、文颖娟教授、陆翔教授、杨卫彬研究员、崔为教授、柳亚平副教授、江泳副教授、王静波博士等，以及医史文献专家张效霞副教授，分别承担或参与了团队的组织和协调，课题任务书和丛书编写体例的起草、修订和具体组织实施，各单位课题研究任务的落实和分册文稿编写和审订等工作。编委会还多次组织工作会议和继续教育项目培训，组织审订委员会专家复审和修订；最终由总主编逐册复审、修订、统稿并组织作者再次修订各分册文稿。自 2015 年 6 月开始，编委会将丛书各分册文稿陆续提交中国中医药出版社，拟于 2019 年 12 月之前按计划完成本套丛书的出版。

2016 年 3 月，国家中医药管理局颁布了《关于加强中医理论传承创新的若干意见》，指出"加强对传承脉络清晰、理论特色鲜明的古代医家的学术思想研究，深入研究中医对生命、健康与疾病认知理论，系统总结中医养生保健、防病治病理论精华，提升中医理论指导临床实践和产品研发的能力，切实传承中医生命观、健康观、疾病观和预防治疗观"。上述项目研究及丛书的编写，是研究团队对国家层面"加强中医理论传承与创新"号召的积极响应，体现了当代中医学人敢于担当的勇气和矢志不渝的追求！通过此项全国协作的系统工程，凝聚了中医医史、文献、理论、临床研究的专门人才，培育了一支专业化的学术队伍。

在此衷心感谢中国中医科学院及其所属中医基础理论

研究所、中医药信息研究所、研究生院，以及北京中医药大学、陕西中医药大学、山东中医药大学、云南中医学院、安徽中医药大学、辽宁中医药大学、浙江中医药大学、成都中医药大学、湖南中医药大学、长春中医药大学、黑龙江中医药大学、南京中医药大学、河北中医学院、贵阳中医药大学、中日友好医院等 16 家科研、教学、医疗单位，对此项工作的大力支持！衷心感谢中国中医药出版社有关领导及华中健编审、伊丽萦博士及全体编校人员对丛书编写及出版的大力支持！

本丛书即将付梓之际，百余名作者感慨万千！希望广大读者透过本丛书，能够概要纵览中医药学术发展之历史脉络，撷取中医理论之精华，传承千载临床之经验，为中医药学术的振兴和人类卫生保健事业做出应有的贡献！

由于种种原因，书中难免有疏漏之处，敬请读者不吝批评指正，以促进本丛书不断修订和完善，共同推进中医药学术的继承与发扬！

《中医历代名家学术研究丛书》编委会

2016 年 9 月

凡
例

一、本套丛书选取的医家，均为历代具有代表性或特色学术思想与临床经验的名家，包括汉代至晋唐医家6名、宋金元医家18名、明代医家25名、清代医家46名、民国医家7名，总计102名。每位医家独立成册，旨在对医家学术思想与诊疗经验等内容进行较为详尽的总结阐发，并进行精要论述。

二、丛书的编写，本着历史、文献、理论研究有机结合的原则，全面解读、系统梳理和深入研究医家原著，适当参考古今有关该医家的各类文献资料，对医家学术思想和诊疗经验，加以发掘、梳理、提炼、升华、概括，将其中具有理论意义、实践价值的独特内容阐发出来。

三、丛书在总体框架上，要求结构合理、层次清晰；在内容阐述上，要求概念正确、表述规范，持论公允、论证充分，观点明确、言之有据；在分册体量上，鉴于每个医家的具体情况不同，总体要求控制在10万～20万字。

四、丛书每一分册的正文结构，分为"生平概述""著作简介""学术思想""临证经验"与"后世影响"五个独立的内容范畴。各分册将拟论述的内容按照逻辑与次序，分门别类地纳入以上五个内容范畴之中。

五、"生平概述"部分，主要包括医家姓名字号、生卒年代、籍贯等基本信息，时代背景、从医经历以及相关问题的考辨等。

六、"著作简介"部分，逐一介绍医家的著作名称（包括现存、已经亡佚又经后人辑复的著作）、卷数、成书年代、主要内容、学术价值等。

七、"学术思想"部分，分为"学术渊源"与"学术特色"两部分进行论述。前者重在阐述医家之家传、师承、私淑（中医经典或前代医家思想对其影响）关系，重点发掘医家学术思想的历史传承与学术渊源；后者主要从独特的学术见解、学术成就、学术特点等方面，总结医家的主要学术思想特色。

八、"临证经验"部分，重点考察和论述医家学术著作中的医案、医论、医话，并有选择地收集历代杂文笔记、地方志等材料，从中提炼整理医家临床诊疗的思路与特色，发掘、总结其独到的诊治方法。此外，还根据医家不同情况，以适当方式选录部分反映医家学术思想与临证特色的医案。

九、"后世影响"部分，主要包括"学术影响与历代评价""学派传承（学术传承）""后世发挥"和"国外流传"等内容。其中，对医家的总体评价，重视和体现学术界共识和主流观点，在此基础上，有理有据地阐明新见解。

十、附以"参考文献"，标示引用著作名称及版本。同时，分册编写过程中涉及的期刊与学位论文，以及未经引用但能体现一定研究水准的期刊与学位论文也一并列出，以充分体现对该医家研究的整体状况。

十一、附以丛书全部医家名录，依照年代时间先后排列，以便查检。

十二、丛书正文标点符号使用，依据《中华人民共和国国家标准标点符号用法》（GB/T 15834-2011）。医家原书中出现的俗字、异体字等一律改为简化正体字，个别不能对应简化字的繁体字酌予保留。

《中医历代名家学术研究丛书》编委会

2016 年 9 月

内容提要

　　王珪，字君璋，号中阳，道号洞虚子，后人尊称其王隐君或王中阳；生于元至元元年（1264），卒于元至正十四年（1354），平江府常熟（今江苏常熟市）人。代表作为《泰定养生主论》。王珪提出养生参悟三教以养"心"为主、实践内丹而炼化精气、分段养生以量力而行的养生思想，阐述了个体从孕育到终老不同阶段的养生方法。其临证经验，主要体现在对痰证的认识与治法方药的创新方面，所创礞石滚痰丸，作为中医临床治疗痰证的代表方剂而被广泛应用。本书内容包括王珪的生平概况、著作简介、学术思想、临证经验、后世影响等。

王珪，字君璋，号中阳，道号洞虚子，后人尊称其王隐君或王中阳，生于元至元元年（1264），卒于元至正十四年（1354），平江府常熟（今江苏常熟市）人。代表作为《泰定养生主论》。王珪提出养生参悟三教以养"心"为主、实践内丹而炼化精气、分段养生以量力而行的养生思想，阐述了个体从孕育到终老不同阶段的养生方法。其临证经验，主要体现在对痰证的认识与治法方药的创新方面，所创礞石滚痰丸，作为中医临床治疗痰证的代表方剂而被广泛应用。王珪早年为官，兼修医学；中年以后，辞官隐居，澄心丹道，专攻医学，因创制滚痰丸而闻名杏林。史书未见王珪生平的记载，唯有《泰定养生主论》流传于今。

当代对王珪学术思想的研究相对较少。《泰定养生主论》曾由褚玄仁校注、李顺宝审订，学苑出版社 2003 年出版，书后附有王珪年表。其后，有程志立、宋白杨及顾宁一校注的《泰定养生主论》，分别由中国医药科技出版社、上海科学技术出版社于 2012 年、2014 年出版。现代以来，中医药学术期刊发表的有关王珪的学术论文有 50 余篇，学位论文 1 篇。其中，学术思想研究的论文仅 10 余篇，其余均为礞石滚痰丸的临床应用报道，对王珪的学术思想、临床经验等尚缺乏系统深入的研究。有鉴于此，我们对王珪生平与著作、学术背景、养生思想、痰证诊治、方论特点、诊疗特色及随记医话等进行了专题研究。此外，鉴于原书创作方法中夹杂有旧籍创作"以典代论""以典代书"的倾向，本研究将《泰定养生主论》所引典故予以条列，借以

展示王珪的医学文化心态和数典用工的技巧。希冀本研究
对从事中医文献研究者了解元代医家王珪的成长经历及学
术思想的形成，提供阅读参考；对临床医生的实践自修，
开阔视野，应变于临床，进而丰富治疗手段，有一定的促
进作用；对于喜好中医文化的读者，丰富和强化中医学知
识亦不无裨益。

　　本次研究，依据学苑出版社于 2003 年出版、褚玄仁校
注的《泰定养生主论》。该书以明正德六年冒鸾刻本为底
本，以清影抄本为主校本校勘而成，同时，在研究中参考
了现代有关王珪学术思想研究的成果，体现了当代研究的
最新进展。

　　在此衷心感谢参考文献的作者以及支持本项研究的各
位同仁！

陕西中医药大学　邢玉瑞

陕西省中医医院　呼兴华

2015 年 6 月

目　录

王珪

生平概述

　　王珪，字君璋，号中阳，道号洞虚子，生于元至元元年（1264），卒于元至正十四年（1354），平江府常熟（今江苏常熟市）人。王珪是元代著名的养生家、道士，是医学史上著名的隐士医家之一，后人尊称其为王隐君或王中阳。代表作为《泰定养生主论》。王珪提出养生参悟三教以养"心"为主、实践内丹而炼化精气、分段养生以量力而行的养生思想，阐述了个体从孕育到终老不同阶段的养生方法。同时，王珪对痰证的因机证治多有发挥，被历代医家视为痰证学说开拓创新的代表人物之一。其临证经验，也主要体现在对痰证的认识与治法方药的创新方面；所创礞石滚痰丸，作为中医临床治疗痰证的代表方剂而被广泛应用。王珪有关痰证的理法方药对后世影响深远。

一、时代背景

　　医学的发展与进步，总是与它所处时代的诸多因素，如政治条件、经济、文化、科学基础等息息相关，因而准确地把握不同时代医家学术思想形成的背景，需要返回到相应的时代中去思考，这样才会形成客观、全面和深入的认识。

　　自 1126 年金国南下攻陷汴京，迫使宋朝廷迁至临安，从此南宋、北金对峙百余年。此期间虽值战乱，但医学发展却是一派繁荣景象。随着医学研究重心转向临床发展，学术气氛逐渐活跃，学派林立，名家辈出。王珪出生之时，正值南宋景定五年、元至元元年（1264）的宋元交替之际，常熟地区经济富庶，文化鼎盛。王珪的一生，经历元代盛衰，在医学思想方面受到多方面影响。纵览《泰定养生主论》一书，其撰述内容不但受到理学的影响，也包括对宗教鬼神信仰的评价，以及对道教内丹修炼体会的记载，以及对北宋以来运气学说研究的继承等。加之宋元时期临床医学在内、外、妇、儿各科以及《伤寒论》研究的成就显著，故《泰定养生主论》并非仅以养生为主，而应看作是对宋元时期医学理论和临证经验的一次总结和补充。除此之外，宋元时期吴中地区医学发展的小环境，对于王珪学术思想的形成亦不无影响。

（一）宋元医学革新的传承

宋元时期是中医学发展史上一个承前启后的重要阶段。两朝政府均对医药事业给予了空前的关注，不仅表现在朝廷决策人士对医药活动的倡行和参与上，还反映在兴办医学教育，广征医学资料，整理和校正医书，颁布医药法令等方面。诸项举措对宋元时期医学的发展提供了直接动力，亦成为王珪研修医学理论的基础。例如：王珪继承了宋元医家研究《伤寒论》之"分经类证，以证名病"的特色方法，并概述六经病脉方治特点。此外，王珪援引《素问》运气七篇大论部分内容以概述运气学说的原理，并转载北宋陈言《三因极一病证方论》卷五"五运时行民病证治""六气时行民病证治"所创16首运气病方；《泰定养生主论·卷七·病机司属六气本标证治通例》据"病为本，医为标"之理，在"金元四大家"之刘河间所创"六气为病"说基础上进一步细化，将脏腑病位（本）、脏腑相关病证表现（标），以及治则治法联系起来认识病机；《泰定养生主论·卷九·婴幼门》转摘南宋医家陈文中所著《小儿病源方论》之"养子十法""保养婴幼法""不宜服凉药七证""不宜服热药七证"及"变蒸"诸说，肯定了南宋医家在小儿养护方面的成就。

（二）宋元三教融合的影响

儒、释、道三教中，对王珪学术思想形成影响最大的是道教。宋元之前，道教对中医学理论的形成已经有过一定的贡献，特别是对中医养生学、药物学等的影响尤为深远。宋元时期，道教、佛教、儒学的相互影响已进入全面融会贯通的阶段，呈现出两个重要特点：一是三教合一、三教平等的思想。如王重阳全真道之创立，主张"三教从来一祖风"，以《道德经》《孝经》《般若波罗蜜多心经》为主要经典。二是内丹理论的进一步完善与传播。如北宋内丹家张伯端之《悟真篇》，认为人体犹如宇宙，以之为鼎炉，将身内精气神炼结成金丹，即可不死成仙，创造性地发展了丹道修炼理论。

王珪在《泰定养生主论》卷一中，依据三教教义经典对"心"做了解释，并使"养心"之养生思想成为三教共用的语言和联系的纽带。文中有诗曰："天地熔金作一炉，鼎钟盂鉴总由吾，他年要识方圆器，各自而今现造模。"正是依据道教内丹的概念和思维方式，表达了他对隐居生活的感悟。另在《泰定养生主论》卷二中，王珪将道教内丹术有关命门的认识引入医学，提出内因虑失，外再受攻，可能会出现"七窍反常，啼号无泪，笑如雨流，鼻不嚏而出涕，耳无声而蝉鸣，吃食口干，寐则涎溢，溲不利而自遗，便不通而或泄"等症状，皆由"真阴妄行，脉络疏涩"所致，在治疗方法上亦倡导采用道家修炼导引之法，或导引按摩以"通彻滞固"，或通过内丹漱津咽液以"灌溉焦枯"，或以前贤破幻之诗，洗涤胸中忧结，无欲以安神，而不主张过服药饵，所谓"侥幸补药者，如油尽添油，灯焰高而速灭"。

（三）宋元士人的养生思潮

两宋时期，文人涉猎医学，编撰方书，热衷于养生的风气空前兴盛，呈现出群体重视与实践养生的局面，形成了宋儒养生的态势。尤其在"三教合一"的影响下，"以佛修身，以道养生，以儒治世"（宋孝宗《三教论》）的思潮在文人中广为流传，并构成两宋文人的思想基础。这些文人，一方面受儒家入世思想的熏染，修身齐家治国平天下；另一方面，受道家超然物外、明哲保身等思想影响，学会怎样在世道艰险中保护自己，不去无谓地牺牲生命。此外，谈禅已成为当时文人士大夫的时髦风气，王安石、苏轼、黄庭坚等很多人都雅好此道。在生活态度上提倡随缘任运、自适其适。对待功名的态度是"可取则取，不可取则忘"，在官场失意时多能以乐观、爽朗的态度对待，显得超脱旷达。在这样一个经世致用的时代背景下，王珪主动中断仕途，转而观道养生，与此不无直接联系。

《泰定养生主论》一书中，王珪论述养生保健理论，由中医元典《黄帝内经》析出，融佛教、道教、儒教于一书，阐述自幼及壮到老，人生多阶段的养生保健原则，重点论述了"养生贵在养心"的思想，认为"心为身中君主之官，神明出焉，以此养生则寿，没齿不殆。主不明则道闭塞而不通，形乃大伤，以此养生则殆……养生之道，莫大于此"，促进了中医养生理论及方法的发展。

（四）古代隐士的尚医情结

隐士的出现是中国古代社会所独有的一种现象。隐士对其他阶层产生了不可忽视的影响，对医学的发展也有着重要的贡献。宋元之际是一个特殊的历史阶段，元代实现了国家的统一，但对南宋士人来说却是无情的打击，他们从优越的主人位置一下跌入到了社会的底层，于是许多人选择归隐。犹如《史记·日者列传》引贾谊的话说："吾闻古之圣人，不居朝廷，必在卜医之中。"

王珪属于由仕而隐的隐士医者。23 岁时，王珪以"材异"被元世祖征召授予辰州路（今湖南省沅陵地区）同知。38 岁时，即"屏世累""隐吴之虞山"（《泰定养生主论·段序》）。尽管我们无从得知造成王珪归隐的真正动机，但是他的这种逃避现实、不愿入世的思想，却促使他将充足的时间与更多的精力放在自己喜爱的领域，故有"慕丹术，尤邃于医"（《泰定养生主论·杨跋》），以及筑造"中阳丹房"，晚年实践"辟谷"以及绘《虞山图》之说。王珪真正研修医理，整理医学实践体会，并著述医书的时间，正是在隐居以后才开始的。

需要说明的是，王珪隐而从医的成就和儒释道三教均有密切的关系，这也符合唐宋以后隐士的修习风格。例如，其对"养生"的定位与定义，就富于浓厚的三教合一色彩，而且《泰定养生主论》的书名正是源于此。不同的是，王珪隐居期间积极实践医术，博闻有验之方并创制自用得力之方以济世人，终成一代名家。

（五）吴中地区医学的繁荣

王珪生平经历元代不同时期，除去少年外出游学途径毗陵（今江苏省常州市）、维扬（今江苏省扬州市）、湖广省（今湖北省武昌市等地）、长沙岳州（今湖南省岳阳市）、洛间（今河南省洛阳地区）等地和为官远涉湖南沅陵之外，生平活动区域多在吴中范围。文献记载，南宋北金对峙期间，北方和中原地区的大批官宦、世家大族迁徙到苏州地区，其中有不少精通医学的知识分子，或者是医学世家，带来了不少北方的医学知识，为元代吴中医学的发展奠定了基础。同时，苏州地区经济繁荣，交通发达，人口辐辏也为吴中医家维持生活、更新知识、医疗实践与著书立说等提供了便利。加之吴中地区素来尚文重教，故吴中医家多具有较高的文化素养。王珪少年时便得力于吴中地区的文化优势，博览群书，旁涉医理；游宦南方时，勤于将理论与临证实践紧密结合；隐居期间，参悟三教，深究医学理论和研制治疗痰病方药，终成一代医坛传奇。

二、生平纪略

由于王珪生平可征之文献甚微，只能从方志文献和藏书目录中寻找一些线索，与其所著《泰定养生主论》提供素材联系起来以廓清认识。

王珪原籍为汴（今河南省开封市），其先世自汴迁至平江府常熟（今江苏省常熟市）。因其晚年隐居虞山修道，自称"逸人洞虚子王中阳"，后人尊称其王隐君（见朱震亨《丹溪心法·卷二》），或王中阳（见《名医类案·卷五·遗精》)。

关于王珪的生平，《元史》未见记载，最早见于明弘治十二年（1499）桑瑜编撰的《常熟县志》。其后历代常熟县志、苏州府志及各种医学史著作，多有记载。惜皆语焉不详，间有记误。以下参考现代学者褚玄仁、李顺保所撰《王珪生平年表》一文，展开论述。

据《泰定养生主论·痰证叙引》所述："余自幼多病，莫识其原……父母俱有痰病，我禀此疾，则与生俱生也。"可以推断，王珪自幼禀赋不足，柔弱多病。另据《泰定养生主论·古今明训二道》记载，王珪少年时经常外出，或访友，或求学，其间遍访名医治病未果，却意外获得了不少验方，包括在维扬（今江苏省扬州市）于石公处获驱疟汤方，于湖广省（今湖北省武昌市等地）得神妙紫金丸，于长沙岳州（今湖南省岳阳市）传驱邪散，于洛间（今河南省洛阳地区）得地扁竹散等。

23岁时（元至元二十三年，1286），元代开国重臣程钜夫"奉诏搜访遗逸于江南"，王珪因为"材异"，同赵孟頫等十余人，被推荐给元世祖忽必烈，被征召授予为辰州路（今湖南省沅陵地区）同知。赴任与在任期间，王珪遍试其所集验方，医术日渐精熟。

38岁时（元大德五年，1301），王珪决定弃官养亲，归隐山林，一心事医。至于王珪弃官的原因，未见史料明确记载。《泰定养生主论》段序认为，其"壮岁屏世累，隐吴之虞山"。推测抑或因其仰慕道教丹术，故选择在家乡常熟虞山隐居。在此期间，王珪一面澄心观道，一面潜心医术，先后创制了滚痰丸、豁痰汤、龙脑膏等方。尤其滚痰丸一方，因活人甚多，使王珪医名大振。

45岁时（元至大元年，1308），王珪为便于探究丹术，曾筑室于虞山东南麓，名其居曰"中阳丹房"。

67岁时（元至顺元年，1330），据《泰定养生主论·杨跋》记载，王珪曾绘《虞山图》一卷，手写隐居之柴关、丹灶、药栏等生活场景。另据清道光年间陈揆纂修的《琴川续志草》记载，元代末年吴讷集题《虞山丹房图》，并有《朝天子》一阕，题云："朅来避乖，不觉地三十载。天将图画早晚开，潇洒在幽窗外。珮玉相过，一回倾盖。听鸣榔杂数，乃老迈快哉！还辙我林泉债。"如果我们取信此说，那么王珪把30年前挂冠一事说成是"避乖"，则可推知其为官时并不顺心，而隐居山林却能独得志趣。

王珪年过90而卒，葬于虞山。元末明初著名诗人高启（1336—1373）曾作"题医师王隐君墓表后"一诗，诗曰："孤舟别楚水，客鬓已苍苍。竟赋招魂些，虚传续命方。悲风柏陇小，积雨药园荒。生灭虽能悟，看碑亦感伤。"

据明代嘉靖年间邓韨纂修的《常熟县志》记载，王珪医术曾传于弟子高敬斋，后者系元末时临邛（今四川邛崃）人，生卒年不详。元末学者张著（1318—1377）著《永嘉集》中有《赠医士高敬斋》七言一首："临邛医士神仙客，九转丹砂头未白。更从海上觅安期，秘法神楼亲授得。归来采药虞山中，追随虎豹攀虬龙。松根茯苓劚千个，岩下石髓收千钟。夜深捣和寒窗里，藕丝纱匣惊尘起。粉红细末龙脑香，自信千金酬一匕。十年持此留江乡，活人往往参岐黄。春日杏花红烂漫，秋风瑶草青琳琅。我昔胸烦袭炎火，饱饮醍醐遂清可。祗今小儿生甫旬，内痛多君亦安妥。感君此德无时休，愿招黄鹤从君游。东寻木公饮玄洲，西揖王母昆仑丘。五城宫阙十二楼，寿君一醉三千秋。"

品读此诗，既可以加深我们对于王珪弟子高敬斋如何亲其师、信其学、会其意，隐居山林修道、采药、炼丹、医疗等传奇轶事的理解，同时也勾勒和描绘出其师王珪作为一个隐士医家的大致风貌。

三、治学特点

王珪治学擅长使用典故，以证明自己的观点和某事的正确性，同时也显示出作者对文章典雅的追求。此法起源较早，先秦两汉时就已广泛应用，以南朝为盛，流传至今，是中国古代文人的一种思维习惯、行文方式，乃至审美情趣，也是一种古代文人崇古意识的折射和反映。元至元二十三年（1286），元代开国重臣行台侍御史程钜夫“奉诏搜访遗逸于江南”，《泰定养生主论》一书的作者王珪因“材异”被辟为辰州路（今湖南省沅陵地区）同知，因得与元代著名画家赵孟頫（1254—1322）相识。据明代嘉靖年间邓韨纂修的《常熟县志》记载：“（王珪）善鼓琴、工画，赵孟頫器重之。”这也可以佐证，王珪必然从小受到文化熏陶，学识丰富。这一点，在《泰定养生主论·自序》中也可以找到支持，王珪称其常见“枉病枉死，盲医瞎灸，莫知所由”，“故澄心适兴，信笔而书，或一日得数千言，或迤逦连月，不欲措一辞”。本章以下内容，我们将通过分析《泰定养生主论》所引“典故”以进一步挖掘王珪的中医文化思想，补充和完善我们对王珪学术取向甚至水平的认识。

王珪撰写《泰定养生主论》用典，主要表现在两个方面，即“事典”与“语典”。其中“事典”所指有三：一为历史人物的有关行事，一为神话与传说中的人物故事，一为文学作品中的人物言行。“语典”则包括化用前人经典（包括中医经典与前贤著作）与一字不易地移用前人医语两大类。为便于认识与讨论，兹将《泰定养生主论》中所见语言精练，含蓄典雅，有一定说服力，且富启发性的典故，按“事典”与“语典”两类，按照原书引用顺序条列如下，以便于读者研习。

1. 事典

（1）"黄帝赤水求玄珠，非罔象无由得之。"（《泰定养生主论·卷一》）其中"罔象"，一本作"象罔"，象征有形和无形、虚和实；"玄珠"象征"道"。典出《庄子·天地》："黄帝游乎赤水之北，登乎昆仑之丘而南望，还归遗其玄珠。使知索之而不得，使离朱索之而不得，使吃诟索之而不得也，乃使象罔，象罔得之。"

（2）"方内之道，以正其心。方外之道，以广其志。"（《泰定养生主论》卷一）其中"方内"指尘世。见《庄子·大宗师》："孔子曰：彼游方之外者也，而丘游方之内者也。""方外"亦作"世外"，指仙境或僧道的生活环境。见《楚辞·远游》："览方外之荒忽兮，沛罔象而自浮。"

（3）"上帝临汝，毋贰尔心。"（《泰定养生主论·卷一》）此句旨在宣扬命定论思想，以此告诫人们，一切福祸善恶的发生，正如王朝兴替的趋势一样，都是上天的安排。语出《诗·大雅·大明》。

（4）"外息诸缘，内心无喘。"（《泰定养生主论·卷一》）此是禅法的理论和实践相结合的教义，见唐代宗密《禅源诸诠集都序》。

（5）"上为三界诸天之祖，下为六道四生之源。"（《泰定养生主论·卷一》）其中"三界诸天""六道四生"均是佛教的理论基础，没有这个基础，也就无所谓轮回、生死问题。

（6）"其余察察，皆系祸福之门。"（《泰定养生主论·卷一》）其中"察察"指分析明辨的意思。语出《道德经·第二十章》："俗人察察，我独闷闷。"

（7）"上达者观之，则如程孔目击而已矣。"（《泰定养生主论·卷一》）其中"目击"，语出《庄子外篇·田子方》："仲尼曰：若夫人者，目击而道存矣，亦不可以容声矣。"比喻眼光一接触便知"道"之所在，形容悟性好。

（8）"仰钻瞻忽，未领其要也。"（《泰定养生主论·卷一》）其中"仰钻瞻忽"，见《论语·子罕》："颜渊喟然叹曰：仰之弥高，钻之弥坚，瞻之在前，忽焉在后。"意谓老师的道，越追随它，越觉得高远；越用心钻研，越觉得坚深。看着好像就在前面，可以赶上了，忽然却又不见了，原来已经落后了。

（9）"若夫仰钻瞻忽之道，颜子心斋日至。"（《泰定养生主论·卷一》）其中"心斋"是要忘怀现实的一切，摒除一切成见的阻扰，如此才能全神贯注地接受新知，不犯主观的错误。颜回紧跟孔子的指教，每日实践，即所谓日至。见《庄子·人间世》："仲尼曰：若一志，无听之以耳而听之以心，无听之以心而听之以气！听止于耳，心止于符。气也者，虚而待物者也。唯道集虚，虚者，心斋也。"

（10）"孟子浩然难言。"（《泰定养生主论·卷一》）其中"浩然难言"见《孟子·公孙丑上》："敢问夫子恶乎长？曰：我知言，我善养吾浩然之气。敢问何谓浩然之气？曰：难言也。其为气也，至大至刚，以直养而无害，则塞于天地之间。"

（11）"此非一曲之士之所知。"（《泰定养生主论·卷一》）"一曲之士"，比喻只精通一种技艺的人，也指孤陋寡闻的人。语出《庄子·天下》："虽然，不该不遍，一曲之士也。"

（12）"则于灾危昏梦之间，游魂为变之际，意光业镜。"（《泰定养生主论·卷一》）其中"业镜"，系指谓诸天与地狱中照摄众生善恶业的镜子。语出《楞严经》卷八："如是故有鉴见照烛，如于日中不能藏影。二习相陈，故有恶友业镜火珠，披露宿业对验诸事。"

（13）"不唯有无后之忧，而恐有子夏之戚也。"（《泰定养生主论·卷一》）其中"子夏之戚"语出《礼记·檀弓上》："子夏丧其子而丧其明。"原文引用此典，意指若不注意男女双方之体质与健康状态而婚合，则容易造成胎儿早卒。

（14）"五祖山诚禅师慕苏老泉，而为东坡学士。"（《泰定养生主论·卷一》）北宋诗人、画家、评论家僧人释惠洪（又名德洪，自称洪觉范，又称觉范道人）认为"东坡盖五祖戒禅师之后身，以其理通，故其文涣然如水之质，漫衍浩荡，则其波亦自然而成文。盖非语言文字也，皆理故也。自非从般若中来，其何以臻此？"（见《石门文字禅·卷二十七》）

（15）"大抵少艾初生临月。"（《泰定养生主论》卷一）其中"少艾"，指年轻美貌的女子。语出《孟子·万章》："知好色而慕少艾。"

（16）"共叔段以母偏爱，而失身于不法。"（《泰定养生主论·卷二》）共叔段，郑武公次子。其母武姜因生长子时难产，厌恶长子姬寤生，多次请求郑武公立共叔段为太子，武公未同意。其后，郑庄公（姬寤生）继位，共叔段在偏爱他的母亲姜氏的支持下谋夺君位，终被逼自杀，史称"共叔段之乱"，《春秋》称之为"郑伯克段于鄢"，语出《左传·隐公元年》。

（17）"孟母三迁，而孟子终为亚圣。"（《泰定养生主论·卷二》）见西汉刘向《烈女传·卷一·母仪》："孟子生有淑质，幼被慈母三迁之教。"孟轲幼时家贫，倚墓地而居，小孟轲便常仿效送葬者，做丧葬游戏。孟母觉得此种环境对儿子不利，遂搬至集市旁。不料孟轲又仿效商人叫卖，孟母亦觉此非正道，遂又搬至学校旁。至此，孟轲始学礼仪，"设俎豆，揖让进退"之事。孟母"三迁"的目的是通过"择邻"为少年孟轲创造一个好的成长环境。

（18）"不趋过庭之训，复厌舞云之风。"（《泰定养生主论·卷二》）其中"过庭之训"，用以指父亲的教诲。语出《论语·季氏》："尝独立，鲤趋而过庭。曰：学诗乎？对曰：未也。不学诗，无以言。鲤退而学诗。"另"舞云之风"，泛指音律乐器之类技艺。《史记·五帝本纪》应劭注："黄帝以云纪事，春官为舞云。"

（19）"倏与忽，欲报混沌之德……夫是之谓聪明与辩。"（《泰定养生主论·卷二》）典出《庄子·应帝王》："南海之帝为倏，北海之帝为忽，中央之帝为浑沌。倏与忽时相与遇于浑沌之地，浑沌待之甚善。倏与忽谋报浑沌之德，曰：'人皆有七窍以视听食息，此独无有，尝试凿之。'日凿一窍，七日而浑沌死。"

（20）"盖此等习气，乃闾阎之风，天下之通患也。"（《泰定养生主论·卷二》）其中"闾阎"泛指民间。见唐代王勃《滕王阁序》："闾阎扑地，钟鸣鼎食之家。"

（21）"而头上安头，又以金石草木刚烈之剂，饵之于丧津枯涸之体，而求补益哉。"（《泰定养生主论·卷二》）其中"头上安头"，比喻多余和重复。见宋·黄庭坚《拙轩颂》："何况头上安头，屋下盖屋，毕竟巧者有余，拙者不足。"

（22）"余少年滑稽之时，未尝不在笑谈之下。"（《泰定养生主论·卷二》）其中"滑稽"，指因年少言语、动作或事态令人发笑。见《史记·滑稽列传》："淳于髡者，齐之赘婿也。长不满七尺，滑稽多辩。"

（23）"韩昌黎排之至甚，而终得法于大颠。"（《泰定养生主论·卷二》）见南宋僧人志磬撰《佛祖统纪·卷第四十一》："韩愈至潮州，闻大颠师之名，请入郡问道留旬日。后祀神至海上，登灵山造其居（颠得法于石头迁师），问师如何是道。"一般认为是宋代僧人对儒家反佛思想的积极回应所致。

（24）"欧阳文忠公恶之如仇敌，而亦号为六一居士。"（《泰定养生主论·卷二》）欧阳修是宋代古文运动和儒学复兴的先驱，因此欧阳修的辟佛在宋代具有很大的代表性和号召性。但欧阳修后来因仕途失意及在契嵩、祖印禅师的影响下，改变了其一贯斥佛的立场，并在晚年留心佛教，自号"六一居士"。

（25）"夫业障之心，以酒为浆，以妄为常，念念迁谢。"（《泰定养生主论·卷二》）其中"念念迁谢"，又作"念念变迁"，见晚唐、五代至南宋初期佛教禅宗语录《古尊宿语录·佛眼禅师》："初生时渐长，至三岁五岁，乃至二十时，决定不移，到四十五十，而此身念念迁谢，念念无常。"另见宋代陈师道《观音院修满净佛殿记》："身既与物同其盛衰，心亦与时而迁谢。"

（26）"大抵桑榆之景，劳逸不同。"（《泰定养生主论·卷二》）其中"桑榆之景"指晚年时光。见唐·刘禹锡《谢分司东都表》："虽迫桑榆之景，犹倾葵藿之心。"

（27）"虽醯鸡蠛蠓之微，亦能聚形接翅于大空之中，而鼓舞造化之妙。"（《泰定养生主论·卷二》）其中"醯鸡蠛蠓"系虫名，体微细，将雨，群飞塞路。典出《庄子·田子方》篇中。

（28）"况我齿发之属，而无寸补于天地之间，得无愧乎。"（《泰定养生主论·卷三》）其中"齿发"即齿发已堕，喻指年龄将六十。《素问·上古天真论》："丈夫八岁，肾气实，发长齿更……八八，则齿发去。"

（29）"譬如偃草之风，虽不能使万籁俱鸣。"（《泰定养生主论·卷三》）其中"偃草之风"又作"化若偃草"，比喻道德教化如风吹草伏，容易推行。语出《论语·颜渊》："君子之德风，小人之德草，草上之风，必偃。"

（30）"若夫不下克己工夫，先竞闹篮胜负。"（《泰定养生主论·卷三》）其中"闹篮胜负"比喻凑热闹。语出宋代李曾伯《水调歌头·幕府有和再用韵》："词撮艳处从今怕揽，闹篮中情愿妆憨。"

（31）"铺赡岐黄之风，网罗聋瞽之利。"（《泰定养生主论·卷三》）其中"聋瞽"即欺骗，蒙蔽。见元代耶律楚材《屏山居士〈鸣道集说〉序》："食我园椹，不见好音，诬谤圣人，聋瞽学者。"

（32）"趑趄嗫嚅之荣，树塞反坫之僭。"（《泰定养生主论·卷三》）其中"树塞反坫"，指互相敬酒后，把空酒杯放还在坫上，为周代诸侯宴会时的一种礼节。见晋代葛洪《抱朴子·逸民》："树塞反坫，三归玉食……则有僭上污浊之累。"

（33）"二曰果报之病，伯牛之癞，袁盎之疮者是也。"（《泰定养生主论·卷三》）"伯牛之癞"，代指不治的恶疾。典出《论语·雍也》："伯牛有疾，子问之，自牖执其手曰：亡之，命矣夫！斯人也，而有斯疾也，斯人也，而有斯疾也。"另据《史记·袁盎晁错列传》记载，袁盎与晁错结怨，袁盎用计腰斩晁错。另，佛教经典《法华经》记载，晁错含怨而死，其冤魂欲寻机报仇，可是袁盎十世为高僧，戒律庄严，所以一直无法下手，一直等至晚唐懿宗时，袁盎转世为悟达国师，晁错才找到报仇的机会，变成恶疮长于悟达国师面上。十世为高僧，即鸡足山尊者。

（34）"荣枯得失，定以天缘。公伯寮，其如命何。"（《泰定养生主论·卷三》）其中"公伯寮"系春秋末年鲁国人，据《史记·仲尼弟子列传》列为孔子弟子，称"公伯寮字子周"，而且名列第二十四，公伯寮曾向季孙氏诽谤子路，明嘉靖年间被逐出孔庙。

（35）"况夫气焰滔天，聪明自用，五神失位，六贼内戕者，不别贤愚，薰莸共器，冰炭同炉，则吾何有于病哉。"（《泰定养生主论·卷七》）其中"薰莸共器"，又作"薰莸同器"，指将香草和臭草放在一起。比喻善恶同处，恶者掩善。典自《孔子家语·观思》："回闻薰莸不同器而藏，尧桀不共国而治，以其类异也。"

（36）"盖闻轮扁斫轮，父子不传之妙，非其不传也。"（《泰定养生主论·卷十六》）其中"轮扁斫轮"见于《庄子·天道》，旨在论说"道体至虚"，是根本无法用语言文字加以传达的。

2. 语典

（1）"心为身中君主之官，神明出焉，以此养生则寿，没齿不殆。主不明则道闭塞而不通，形乃大伤，以此养生则殆。"（《泰定养生主论·卷一》）出自《素问·灵兰秘典论》："故主明则下安，以此养生则寿，殁世不殆，以为天下则大昌。主不明则十二官危，使道闭塞而不通，形乃大伤，以此养生则殃，以为天下者，其宗大危，戒之戒之。"

（2）"君子不以其所以养人者害人。"（《泰定养生主论·卷一》）语出《孟子·梁惠王下》："昔者大王居邠，狄人侵之；事之以皮币，不得免焉；事之以犬马，不得免焉；事之以珠玉，不得免焉。召属其耆老而告之曰：狄人之所欲者，吾土地也。吾闻之也：君子不以其所以养人者害人。二三子何患乎无君！我将去之。"

（3）"夫业障之心，以酒为浆，以妄为常，念念迁谢。"（《泰定养生主论·卷二》）其中"以酒为浆，以妄为常"一句，出自《素问·上古天真论》："今时之人不然也，以酒为浆，以妄为常，醉以入房，以欲竭其精，以耗散其真，不知持满，不时御神，务快其心，逆于生乐，起居无节，故半百而衰也。"

（4）"况夫风前月下，竹径花边，俯仰伤怀，杯余疏散。"（《泰定养生主论·卷二》）其中"风前月下"，语出唐·刘禹锡《洛中逢白监同话游梁之乐因寄宣武令孤相公》诗："借问风前兼月下，不知何客对胡床。"

（5）"昼夜呼吸，共一万三千五百息，一息脉行三寸，元气周身，脉行八百一十丈。"（《泰定养生主论·卷二》）语出《灵枢·五十营》："故人一呼脉再动，气行三寸，呼吸定息，气行六寸；十息，气行六尺，日行二分。二百七十息，气行十六丈二尺，气行交通于中，一周于身，下水二刻，日行二十五分。五百四十息，气行再周于身，下水四刻，日行四十分。二千七百息，气行十周于身，下水二十刻，日行五宿二十分。一万三千五百息，气行五十营于身，水下百刻，日行二十八宿，漏水皆尽脉终矣。所谓交通者，并行一数也。故五十营备，得尽天地之寿矣，凡行八百一十丈也。"

（6）"如从事于斯者，远取诸物，近取诸身。"（《泰定养生主论》卷三）

其中"远取诸物，近取诸身"一句，语出《周易·系辞下》："古者包羲氏之王天下也，仰则观象于天，俯则观法于地，观鸟兽之文与地之宜，近取诸身，远取诸物，于是始作八卦，以通神明之德，以类万物之情。"

（7）"故人之心也，与天地合其德，与日月合其明。"（《泰定养生主论·卷三》）其中"与天地合其德，与日月合其明"一句系化用自《灵枢·岁露论》："人与天地相参也，与日月相应也。"

（8）"嗜好不能瘳其疾，情虑不能使其安。"（《泰定养生主论·卷三》）此句系化用自《素问·上古天真论》："是以嗜欲不能劳其目，淫邪不能惑其心。"

（9）"当斯之时，虽巫咸扣鼓，和缓操针，于治何补哉。"（《泰定养生主论·卷七》）此句移用《周易参同契·如审遭逢章》："当此之时，周文揲蓍，孔子占象，扁鹊操针，巫咸扣鼓，安能令苏，复起驰走？"

（10）"诸涩枯涸，干劲皴揭，气膹郁，病痿为标。"（《泰定养生主论·卷七》）此句移用金代医家刘完素《素问玄机原病式·六气为病》："诸涩枯涸，干劲皴揭，皆属于燥。"

（11）"心之所在之谓志，志之所从之谓术，术为心之习气也。"（《泰定养生主论·卷十六》）此句化用《灵枢·本神》："生之来谓之精，两精相搏谓之神……所以任物者谓之心，心有所忆谓之意，意之所存谓之志，因志而存变谓之思，因思而远慕谓之虑，因虑而处物谓之智。"

（12）"聋者善视，瞽者善听。"（《泰定养生主论·卷十六》）此句移用自《阴符经》："瞽者善听，聋者善视。绝利一源，用师十倍；三反昼夜，用师万倍。心生于物，死于物，机在目。天之无恩而恩生，迅雷烈风，莫不蠢然。"

从以上所引用典的具体例子可以看出，王珪在《泰定养生主论》一书中继承了中国文人行文时酷好引经据典的创作方法，同时，我们有理由相信，王珪之所以对中医学养生与痰病诊治做出重大贡献，与他善于学习、勤于思考、勇于实践是分不开的，也与他善于吸取文史经典和同时期所见医论精华有关。

《泰定养生主论》中如此众多的典故之用，不仅丰富了其论证的表现领域，也显示了作者善于囊括医理精华与驾驭语言的能力，以及金元时期隐士医家以"道"为主，兼通"儒""释"二教之风貌。王珪用典主要表现在两个方面：其一为信手拈来，承接妥帖，给人以形象感和典雅气，其所引典故选择的多是一些扣合医理趣旨的事典，且这些事典又多为当时民间百姓所熟悉的历史人物、哲学典故与宗教故事。例如，"轮扁斫轮"是《庄子·天道》中最精彩的寓言故事，经过王珪恰当的化用则足以示教后学，即"父子不传之妙，非其不传也，传之则亦不过语言文字而已，其妙则在人心领意会于文字语言之间，以变化气质，造夫矩画规圆，则不期然而所以然也"。其二是化用医学经典名句入三教论述之中，前后连接浑然无迹，如若己出。例如，王珪将金元医家刘河间所增入病机十九条之"诸涩枯涸，干劲皴揭，皆属于燥"一句，化用为"诸涩枯涸，干劲皴揭，诸气膹郁，病痿为标"，据此可知王珪实发扬河间此说精神于后。总而言之，此二者的互为结合，不仅使《泰定养生主论》一书具有鲜明的隐士医家本色，而且也增大了医学理论与宗教文化的交流，扩大了作者语言的表现力，拓展了读者的学术视野，颇值称道。

王珪

著作简介

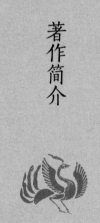

据史料记载，王珪著有《泰定养生主论》《道德经注》《还原奥旨》《四书道统》《山居幽兴集》（另作《幽居感兴集》）等。可惜除《泰定养生主论》被公认为王氏著作外，其余均未见传或已散佚。

《泰定养生主论·段序》言："（王珪）著书若干卷，采庄周氏宇泰定者，发乎天光及养生主之语，题曰《泰定养生主论》……其用心亦至仁矣……至元后戊寅长至日，从仕郎江浙等处行中书省照磨段天佑序。"其中戊寅年，即元至元四年（1338），正为《泰定养生主论》付刊之年。题名所谓"泰定养生主"，含义有三：其一，此书始写于元泰定元年（1324）。其二，取《庄子·养生主》及《庄子·庚桑楚》中"宇泰定者，发乎天光"之义，其中宇指心，天光即自然之光，意为心境安泰的人，便发出自然的光辉。此外，王珪也认为"养生有主，则不惑于二三说也"。

《泰定养生主论》，十六卷，此书并非是一部专论养生的医书，其内容丰富全面，理法缜密，理出《内经》《难经》，参合三教，既继承前贤学术思想，又结合自己研修所得而别有创见，独具卓识，具有较高的理论和研究价值。全书所论大致可分为以下几个部分。

卷一与卷二主要论述有关养生的问题。首先以《内经》心为君主之官的理论为依据，结合儒释道三教思想，提出养生之道，莫大于养心的观点。其次，论述了从婚合、孕育、婴幼到童壮、衰老不同生命阶段的养生要点及注意事项，首次较为系统地阐述了个体生命全过程的养生方法。

卷三至卷七为医论部分。主要论述有关发病、病家与医家、阴阳虚实、标本理论、脉学精微、证治方论以及五运六气等。

卷八至卷十二为方论部分。论述了从婚合、孕育、婴幼、童壮、衰老不同生命阶段有关方剂的主治病证、组成以及煎服方法等，同时涉及产后病状歌、小儿变蒸、痘疮论治与调养等。

卷十二为伤寒门。首先以"分经类证"的方法概述六经病脉特点，次论六经类证治法、三阳合病，以及阳毒、阴毒、阳厥、阴厥证治，最后论述了小柴胡汤、五积散的临床应用。

卷十三专门论述五运时行民病证治与六气时行民病证治，收集南宋名医陈言《三因极一病证方论·卷五》"运气"系列治疗方剂共16首。前10首用以治疗五运太过不及所致病证，后6首治疗六气致病的方剂。每方后均注明当年各步的药物加减法。

卷十四专论痰病证治。阐述了痰病的病因病机、痰病证形味治、用药宜忌等，提出了自己独特的痰病学术见解，尤其"滚痰丸"一方对后世影响较大，被后世称为痰病鼻祖。

卷十五与卷十六论述有关杂治与效用方。涉及败毒散、斗门散、豁痰汤、龙脑膏、黄连解毒丸、还魂散等治法及治疗验案，记载历用有效方14首以及治外肾肿大三法，另外有"古今明道训""自省"两篇医话。

《泰定养生主论》一书，《补元史·艺文志》《补辽金元·艺文志》均有记载，明清时期各地私家藏书目录亦多有收录。现存主要刊本有5种：明正德四年（1509）刻本（残存卷一至卷十三，藏天一阁）、明正德六年（1511）冒鸾重刻本（藏国家图书馆）、影抄明正德六年刻本（藏中国中医科学院）。近代刊本有台北新文堂出版公司1987年出版的影刻本，以及北京学苑出版社于2003年出版的褚玄仁校注本。后者特点是以横排出版，校注明白，且在书末附录《王珪生平年表》，有助于了解王珪学术脉络，其缺点是未能增写按语评说。其后尚有程志立、宋白杨以明正德六年冒鸾刻本为底本，以台湾新文丰出版公司影印刊行的"台湾故宫博物院"所藏日本天保六年影抄明正德四年刊本、清影印明正德六年刻本为主校本进行校注，中国医药科技出版社出版的校注本（2012）；顾宁一以"台湾故宫博物院"藏日本天保六年影抄明正德四年刊本为底本，以明正德六年冒鸾刻本、清影抄本为主校本进行校注，上海科学技术出版社出版的校注本（2014）。此两种校本重在校勘，极少注释，对王珪的生平、学术思想研究甚少。

王珪

学术思想

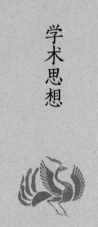

一、学术渊源 🦤

(一)融合三教，自学成才

通过以上对王珪生平的考察，不难发现，王珪以儒入仕，却因道而隐，终以医道成名。依《泰定养生主论》所示线索，王珪幼时体弱多病，后多方游历求治未果，其间收集不少验方，且如实记录于《泰定养生主论》书中。王珪既无家学渊源，又无师道传授，纯粹糅合三教而自学成才。就儒而言，宋金元时期，当时文人在思想上倡导熔道、儒、佛三教于一炉的所谓"理学"，各种思想流派既有争论，又互有渗透，互有吸收和发扬，这为王珪学术思想的形成提供了有利条件。王珪入仕之初，其学固然以儒为主，但也有"崇儒重道"的思考，例如，他在《泰定养生主论·自序》中说，此书所作可谓"泄二教之机奥，引九流之绪余"，客观地反映了王珪对于儒道与医理之渊博通达、虚怀灵变。另外，《泰定养生主论》之书名取自《庄子·养生主》，足以说明道家老庄思想对王珪的影响更是根深蒂固。王珪本字君璋（一作均章），其《泰定养生主论·自序》中从不用君璋之字，而署名以"逸人洞虚子"，可见王珪对道家与道教之崇尚。

王珪游历各地，交游甚广，也成为其著书立说的重要思想来源之一。例如，《泰定养生主论·卷十六》说："余少年时，尝过毗陵之东郊，因访故人""至元十五年，阿术都元帅南征之时，因患疟疾，百法不效。至于维扬，召医官诊之。余亲识石其姓者……信手撮成一剂，服之即效……因获此方"，此即"驱疟汤"；另"朝贵秘授神妙紫金丸"，"此方余少年时在湖广省得之"；驱邪散得自"丹房得岳州府家传"；地扁竹散，"余少年时尝从士大夫游洛间"，一方士"郑重付祝于余"。由此可见，王珪之学术与其交友、游历也有密切关系，他以儒道为旨归，转益多师，终有所得。正如

《泰定养生主论·自序》所言，此书写作过程中，"外选《肘后》秘宝，诸家备急数门""备述痰证一条，以为方书补阙拾遗之式；更类杂治活法，常验之方"，可以推知，他必然是对宋金以前医学典籍有过学习研究，奠定了一定的医学基础，而后对后世诸家之书取长去短，以完善医学知识结构。

由于王珪对于道教内丹的喜好，终使《泰定养生主论》中多见有对佛教修行与成佛境界方法的探讨，例如，《泰定养生主论》卷一说："余尝有诗曰：天地熔金作一炉，鼎钟盂鉴总由吾，他年要识方圆器，各自而今现造模。其有志趣不凡者，因而步入道环，则朝市山林，空手把锄头，步行骑水牛，而游戏三昧也。"这是因为唐宋时期道教内丹学理论具有鲜明的融佛色彩所致。

（二）秉承理学，在知曰心

宋元时期，理学兴盛，王珪受此影响，接受朱熹"性为体，情为用"的观点，并在"理性"学说基础上，加上了一个统领主宰，即所谓"在知曰心"，并进一步勾勒出尽"心术"而知"学术"的简要框架，间接地反映了他"为天地立心，为生民立命，继往圣之绝学"的胸襟，和对终极真理的不懈追求。所谓"心术"，即指人认识事物的方法和途径，如《管子·七法》所谓："实也，诚也，厚也，施也，度也，恕也。"此外，《泰定养生主论·原术》亦称"心术"为"天下之作务也，不可一日无，百姓日用而不知"。所谓"学术"，即在"心术"指导下具有教化意义的观点或主张。"心术"与"学术"理论的主要内容，就是力图把人（性）之道应用于管理"心术"和"学术"，主要有三方面：一是标"本"示"末"，即"性为心之本，心为性之末"。其中，"本"指宇宙本体或本原，"末"指天地万物，这里可引申为主次、先后之意。"性"是人秉受于天的天赋，"心"是人之感官，故称"性为天道，不可得而形容，则觉之以孝悌，示之以礼乐"。二是有"体"有"用"，即"本为道之体，末为道之用"。"体"，指本体或实体；"用"，指作用、功用或用处。考虑到王珏可能受到魏晋玄学、隋唐佛学和宋明理学所标榜"体用如一""体用一源""体用相即""体用玄通"等的影响，王珏把"道"当作事物现象产生和存在的根据，实质上还是将"体"和"用"割裂来看。三是以"静"制"动"，即"用动体不动，末流本不流"。显然，王珏最终吸取"动静"这一范畴来沟通"体用"与"本末"之间的联系，并进而为事与事之间的圆融关系提供理论根据。

基于以上三点，王珏针对与当时人们生活密切相关的具体事物和现象之本末，分别提出"上为本，下为末"；"以纲常为本，六艺为末"；"以无为本，有为为末"；"以真空妙有为本，万行庄严为末"；"以公为本，以私为末"；"以紧为本，以慢为末"；"有官守，则以职事为本，宠辱为末"；"冠婚以人伦为本，丑妍为末"；"丧祭以哀敬为本，丰俭为末"；"给身以饥寒为本，贫富为末"；"饮食以食气为本，腥膻为末"；"寒温以布帛为本，绫谷为末"；"九流、百工、伎业各以精艺为本，得失为末"；"宠辱、哀乐、祸福，一以委顺为本，侥幸为末"；"以讥谏为本，戏谑为末"等观点。识得"本末关系"，就可"识体知用"，即能"忠于事，尽之心"，正所谓"尽心然后知性，知性则学之至也，倘能于百尺竿头，更进一步，则证大人之境界"。

王珏进一步对如何培养和学习"心术"进行讨论。首先，王珏以"聋者善视，瞽者善听"为例，认为"是则弄聪明者，不笑不足以为养生之道"，亦即进入"圣人无心""心境双忘，与道同体"的境界，如此"则于吉凶悔吝之间，生老病死之际，卓然有大树立矣"。具体方法包括"忌口耳之才""统博约之要""躬行既久，则心广体胖，日有自得之新而无矜伐之傲"。反之，"欲过其情""返思前日者""则如藤蔓之于荆棘，童蒙之于对偶，画工之长像，稚子之弄影，如赃如市，若上蒺藜，若杂食儿，若飘舟之触岸，以醉讽醉，以狂止狂……可谓日暮途远，无不倒行。"

最后，王珏借用《庄子·天道》所载"轮扁斫轮"之寓言，对于如何

"尽心然后知性，知性则学之至"的路径做了分析：首先，欲求养生者要注重理论和实践相结合，要靠自己从实践中摸索出规律，毕竟"传之则亦不过语言文字而已，其妙则在人心领意会于文字语言之间，以变化气质，造夫矩画规圆，则不期然而所以然也"。其次，欲求养生者不能故步自封，要善于学习，即如"关尹子曰：众师贤，贤师圣，圣师万物，师蜂作衙，师蚁作阵，师蜘蛛作纲罟。故自伏羲仰视俯察而画八卦，则万物之情得矣。其次师鸟迹蝌蚪，云龙鱼藻之形，则篆籀文章成而百氏之道作也"。第三，欲求此养生术者要能符合安贫乐道，才能以为师事，此即王珪所言："道德之书，损嗜欲，而益嗜欲者害之。空寂之书，明因果，而昧因果者害之。药石之书，夺造化，而悖造化者害之。巫祝之书，交鬼神，而诬鬼神者害之。是以天人迭驭，本末背驰。譬之口之于味也，舍羊糁之克肥，而悦鲙炙之爽脆。故嗜燔骨者，焦唇烂舌，不以为痛，昏昏之情，相袭成世。甚之有头童齿豁者，则亦不过如此而已。欲望其提絜后昆，不亦难乎！"

二、学术特色

（一）养生学术特色

1. 养生思想

中国养生学历史悠久，源远流长，有文字记载的就达四千年之久。如《道德经》中不仅有"善摄生者"的记载，更重要的是从对道的特性和规定性的认识和把握，引申出以自然为本、以无为为用、返璞归真等养生的基本原则。《庄子》不仅提出了"养生"的概念，其中主张齐生死、等是非，提倡"安时而处顺"，以无用为用，追求真人、至人、神人的理想人格，倡导"心斋""坐忘"等养生方法，对中国传统养生影响甚大，对道教追求长生不死的观念也有重要影响。《黄帝内经》（以下简称《内经》）

的问世代表了中医独特理论的形成，同时也确立了中医养生学的基本原则。王珪作为元代著名隐士医家，博学多识，对于三教养生方法独有神悟，探究如下。

王珪秉承《内经》之"心者，君主之官也，神明出焉"（《素问·灵兰秘典论》）说，重视"心"在中医脏腑学说中的重要地位，力倡养生重在养"心"，并综合儒、释、道三教养生思想之长，参以个人感悟，重新定义"摄养"概念，即"以不流于物故谓之摄，以安其分故谓之养"（《泰定养生主论·卷二·论童壮》），以修带养，殊为妙出迥常，影响至今。限于当时的历史条件和古人对解剖、生理知识的理解，王珪所论养生学说中不免夹杂有对"心"概念的不完整理解和界定，至于如何"养心"以达到养生目的，需要我们对其养生特点进行分析。

（1）参悟三教，养"心"为主

王珪本《内经》中"心主神明"说为其养生理论要旨，就其对"心"的理解而言，仍将人大脑所控制的精神、意识、思维活动等归之于心的功能。例如，在《泰定养生主论·卷一·养生主论》中，王珪认为"体认喜怒哀乐未发之先，毫发无间之地"，此即"心君之实"，并从"天理""人情""五行"三方面对"心"做了解释。尤其对"天理"的解释不惜笔墨，援引三教理论或典故予以论证。例如，王珪取禅宗修炼之法，强调"外息诸缘，内心无喘"（《禅源诸诠集·都序》），以求获得个人心灵的宁静。又引《庄子》"宇泰定者，发乎天光"之说，以及"象罔得珠"的寓言故事，认为只有貌似蒙昧不明的无心人，才能悟得到养"心"思想的真谛，并以嵇康遭非命之事予以印证。此外，王珪借"下学者""中才以上者""上达者"对《庄子》寓言理解的不同认识，论证道教"以身为国，以心为君"思想对于养"心"之灵妙。至于如何"养心"，《内经》诸篇已有精辟论述。例如，《素问·上古天真论》提出："恬淡虚无，真气从之，精神内守，病安从来。是以志闲而少欲，心安而不惧，形劳而不倦，气从以顺，各从其欲，皆得所愿。"王珪则提出以"方内之道，以正其心，方外之道，以广其志，百氏之言，以返其流，游谈之论，以攻其蔽，或因激怒而愤悱，或因随喜而投机，使其各有所入，则庶不溺于常见也。"强调"抱一守中，心不妄用，故精气充沛，则如物阜民繁"（《泰定养生主论·卷一·养生主论》）。事实上，这些方法都是以传统道德为基础的养生法，其精神实质都一样。

从情绪心理学的角度而言，不良情绪是导致人体发生疾病的重要原因，而不良情绪的产生，则取决于客观事物、人的需要与认知态度三者之间的关系，王珪强调养生以养心为主，正是着眼于降低人的需要，端正人的认知，如此则不会产生不良情绪，而保持人体健康。明代高濂在《遵生八笺》中指出："养寿之道，清净明了四字为最好，内觉身心空，外觉外物空，破诸妄想，无可执著，是曰清净明了。"故清静以养心神，即成为中医养生学的重要指导思想。

（2）实践内丹，炼化精气

道教内丹学是唐宋时期发展成熟的为了追求长生不死、返老还童之理想所研习的一类方术的总称。宋元时期著名道士张伯端作《悟真篇》，认为人体犹如宇宙，以之为鼎炉，将身内精气神炼结成金丹，即可不死成仙，创造性地发展了丹道修炼理论。王珪接受了这一理论，并积极实践之。此外，由于内丹学理论具有鲜明的近儒融佛色彩，为使内丹学与中医养生学相融合，王珪介绍内丹时，尽量在词汇、概念和思维方式上达到医理上的认同，这最终也使养"心"养生思想成为三教共用的语言和联系的纽带。即如王珪诗曰："天地熔金作一炉，鼎钟盂鉴总由吾，他年要识方圆器，各自而今现造模。"（《泰定养生主论·卷一·养生主论》）关于内丹修炼阶次的体验，王珪在《泰定养生主论·卷十四·痰证叙引》中有谓："吾飞金精

于肘后 ①，炼玉液于丹田 ②，未尝思想，皆出自然。但风火盘旋、龙虎交战，已尝逐尽寒邪痼疾，奈何道力未深，风疾未愈。"其中，"飞金精于肘后，炼玉液于丹田"即为内丹学炼化精气工夫之体现。

内丹术是道家重要的一种修炼方法，是指以"人身一小天地"的"天人合一、天人相应"思想为理论，进行性命的修炼，以人的身体为鼎炉，修炼"精、气、神"等而在体内结丹，达成强身健体、提高人体的生命功能，甚至"成仙"的目的。关于内丹修炼的阶次，各家方法有差，一般可分为筑基、炼精化气、炼气化神、炼神还虚几个阶段。元代陈致虚《金丹大要》卷四曰："是皆不外神气精三物，是以三物相感，顺则成人，逆则生丹。何为顺？一生二，二生三，三生万物，故虚化神，神化气，气化精，精化形，形乃成人。何谓逆？万物含三，三归二，二归一，知此道者怡神守形，养形炼精，积精化气，炼气合神，炼神还虚，金丹乃成。"内丹术对现代生命科学、人体科学的发展，有不可忽视的借鉴价值。

（3）分段养生，量力而行

王珪在自序中说："首以原心为发明之始，次序婚合、孕育、婴幼、童壮、衰老宣摄避忌，以御未然之病。"具体而言，王氏主张养生应从婴幼儿时期着手，培养良好生活习惯和道德品质，对于延年益寿更有其重要意义；成人之后养生则要养成戒骄、戒躁、切忌斗狠斗凶生活作风，做到"凡事当先知心是吾之灵明主人"，从而说明成人养生要重视从内心去调养自身的

---

① 飞金精于肘后：又称肘后飞金晶、下田返上田。即采肾中元阳之气以飞升入泥丸的修炼法。金精，即肾中元阳之气，又谓真铅。具体方法参见元·丘处机《大丹直指》。

② 炼玉液于丹田：又称金液还丹。即肺液还于丹田而结成之内丹。《钟吕传道集》云："金液乃肺液也，肺液乃胎胞，含龙虎，保送在黄庭之中，大药将成，抽之肘后，飞起其肺液以入上官，而下还中丹，自中丹而还下田，故曰金液还丹也。"

性情，不能过于争强好胜，影响对生命的摄养；老年人养生则要安顿内心，顺应养生的基本规律，调养情志，"洗涤胸中忧结，名利不苟求，喜怒不妄发，平衡饮食，滋味不耽嗜"。总之，王珪认为在人生命的不同年龄阶段都要重视"养生而有主"，如此才能做到"主明下安"。此外，王珪提出不应摆脱工作来谈养生，养生的要义在于量力而行，安分有节，不放任自流。他说："何尝尽废诸事，而然后谓之摄养哉。特消息否泰而行之藏之，量其才能而负之荷之，以不流于物，故谓之摄，以安其分，故谓之养。"提倡"收其放心""心神守舍""名利不苟求，喜怒不妄发，声色不因循，滋味不耽嗜，神虑不邪思。"（以上俱出《泰定养生主论·卷二》）倡导修心养性，积精延年。

人类本身存在着较大的个体差异，这种差异不仅表现于不同的种族，而且存在于个体的不同年龄阶段，由此产生不同的心理和生理状态，对疾病的易感性也不相同。因此，王珪主张养生要因人施养，才能有益于机体的身心健康，达到益寿延年的目的。

2. 养生法则

在《泰定养生主论·卷一·论婚合》中，王珪将"道法自然"看作是事物存在的最高指导原则，认为道孕育出万物，万物也在道中，即"物无巨细而自然在其中"。照此，《泰定养生主论》按照生命的自然规律，从婚合、孕期开始就讲究养生，"以御未然之病"，并将各种养生措施贯穿于人生之生、长、壮、老的全过程中。

（1）婚合期养生

婚合是胎孕的基础，婚合期养生主要目的是优生优育，内容涉及适龄嫁娶、择时孕育两个方面。王珪赞成"合男女必当其年"，建议父母双方应该尽量在生命过程的鼎盛期，健康状态良好的情况下生儿育女，即"男子三十而婚，女子二十而嫁，故精满血盈……故孕育成人，而安且寿"，并引

《褚氏遗书》中建平王与褚澄的对话以证明此说由来已久。否则，男女双方未能达到阴阳充实，就会出现"阴阳早泄，未完而伤，未实而动，后代不长寿"的不良后果。从而告诫后人，早婚早育不仅不利于夫妇双方的健康长寿，而且也不利于后代的身体健康。这种适时而婚的思想至今仍有其现实指导意义。

此外，王珪仿《汉书·五行志》卦气思想，从易医角度解释待壮嫁娶的原理，认为十月怀胎而得男女之形，婚嫁之事"是为悠远之计，安乐之元也"。并从优生优育角度指出："病男赢女，为不了而毕姻，则不唯有无后之忧，而恐有子夏之戚也。亦有以吉日之迫，而以病新瘥者结婚，则又不唯有劳瘵之疾，而又恐遗累世之患矣。"意思是无论男女均不宜大病刚愈即结婚，否则可能招致不育或生下的婴儿体弱多病，只有父强母壮，精满血盈，其子方能健康长寿。即使无病，若身体虚弱，精血亏虚，亦不宜生育子女，当身体强壮，择时孕育。

《灵枢·邪客》说："人与天地相应。"指出人与天地自然息息相关，环境对人体有着直接或间接的影响，从而反映在人们生活的各个方面。受这种思想的影响，唐宋医家也十分重视环境等因素对孕育的影响，《泰定养生主论》即转引唐代孙思邈撰《备急千金要方·房中补益》部分原文以告诫世人：对于交合孕育之时，当避大风、大雨、大雾、大寒、大暑、雷电霹雳、天地晦暝、日月薄蚀、虹霓地震等，而且大醉大饱、远行劳累、女子经期、孕初末期及产期等，均不宜同房。否则孩子可能出现"必癫痴顽愚，喑痖颠聩，挛跛盲眇，多病短寿，不孝不仁"的不良结果。还指出交合之时要选择恰当的时机和场所，要求避开日月星辰、火光之下、神庙佛寺之中、井灶圊厕之侧、冢墓尸柩之旁等，否则不仅生出的后代大多是"薄福愚痴恶人，来托胎中，仍令父母性行凶险，所作不成，家道日否，殃咎屡至，虽生长成人，家国灭亡"。而且成人也易生疾患，如"人有所怒，血气未定，因以交合，令人发痈疽。又不可忍小便交合，使人淋沥，茎中痛；面失血色及远行疲乏入房，为五劳虚损少子"。由此我们不难发现，怀孕需要良好的环境，恰当时机，适宜的场所，这样生出的孩子才有可能健康。此外，王氏还主张服用药物以补益精血，调经种子，如化精益髓之"戊己丸"；驻颜益寿，温补下元之"肾气丸"。同时主张服用药物以养胎、安胎，如安胎止痛，补虚益血之"增损四物汤"；养胎益气，安和子脏之"滑胎枳壳散"；治胎孕不安之"黄芩白术散"；安养胎气，消散癥瘕，调经进食之"枳壳槟榔丸"等。

（2）胎孕期养生

《泰定养生主论》所论胎孕期摄养，包括胎禁、胎教与临产三个方面。胎禁包括谨慎起居、劳逸适度、戒房事、饮食宜忌诸法，如"毋致凶星恶日以犯之""起居运动，不失其常""要当异寝，始终无犯"等。反之，孕妇因"嫉妒叫号，过喜过怒"，或"久行、久立、久劳"等保养不慎，可致流产、难产。至于饮食宜忌，原文引《胎禁》所述"食鸡鸭子多，则令子失音""食蟹多，则令子横生""食凫多，则令子倒生"等，本系传抄，无所依据，只为防止出现畸胎和先天性疾病，或者可能造成流产、早产、死胎，出生婴儿智力低下和发育不良等而言。胎教之说起源较早，乃是借怡情益智的方法，以使"胎气真纯""瑞气相凭"，给胎儿以良好的影响，促进胎儿的智力发育，最终目的是优生。《泰定养生主论·卷一·论孕育》中例举佛教所流传"东坡学士""西山先生""嵩之丞相"等传说以证明胎儿禀气纯正，有助于良好气质与性格特征的形成，可以看作是早期知识教育培养神童的教育方式之一。其具体方法包括"使孕妇常观良金美玉，珊瑚籝篆之器，山川名画之祥，而游目适怀"，或"听讲诵经史集，而使秀气入胎，欲其生而知之"，"若无真静，志思相弃，则徒为矫揉，不若朴素真常，毋闻恶声，毋见恶事，如持满执盈，以吉合吉为善"。可谓是对南北朝时北齐徐之才《逐月养胎法》要求孕妇"无悲哀思虑惊动"，不为七情所伤，摒弃孤独、忧伤和烦恼，始终保持稳定乐观的情绪等胎孕养生思想的继承与发扬。

（3）婴幼期养生

王珪之前，宋代儿科学已有长足进步，初生儿保健之"拭口""儿啼""断脐""护脐""浴儿"等环节已积累了许多经验，相关理论已较为成熟。王珪于《泰定养生主论》卷二中摘引前贤论述，并做补充。如"拭口"一法，即引唐代孙思邈《备急千金要方·卷五·少小婴乳方上》所述："小儿初生，先以绵裹指，拭儿口中及舌上青泥恶血……若不急拭，啼声一发，即入腹成百病矣。"另如断脐处理，不但主张"先洗后断脐，则不伤水生病"，做到无菌处理。而且对于断脐的长度以及脐带过长过短不良影响做出了具体的说明，即"脐带留长一寸，长则伤肌，短则伤脏，拶汁不尽，则寒湿入腹，仍作脐风"。他还认为脐带的护理不要过寒或者过暖，暖则生风。以及脐带感染后处理，如"脐上有汁，并肿者，轻则当归末，同韶粉和傅，灸絮熨之，重则灸数壮。初断脐了绷毕，用甘草一小寸，煮汁一合许，用帛醮与儿吮，约服一蚬壳许，得吐出胸中恶物，妙"。这种对脐带的处理方法，在元代之前认识的医家并不多，在当时具有重要意义。

此外，《泰定养生主论》卷九中有"养子十法""保养婴幼法""不宜服凉药七证""不宜服热药七证"等说，皆摘引自南宋医家陈文中所著《小儿病源方论·养子真诀》。所不同的是，王珪十分重视婴幼儿时期的教育与养生的关系，强调"幼习之义，善恶之种也"。由于周围环境和父母的引导对孩子能够产生巨大影响，故首先从周围环境和父母角度而言，需要给孩子做好正确的示范教育，要求婴儿能够看人时，便要进行正确引领教育，使孩子能够得到正确的理性教育，父母要做到"母勿令其侧目视父，父勿教其指抵其母",以及"亲族长幼、邻里侍妾,皆不可训其手舞足蹈,无礼骂人",如果父母以及邻人不能给予孩子正确的引导,则会出现"乖张恶性,自此万端,惊气入心,触机而发"的不良结果。其次,父母饮食习惯的示范教育同样影响孩子,由于父母的不当饮食习惯可以引起孩子常见疾病的发生,如"乳母嗜啖厚味酒醪,烧炙煎煿,儿亦爱食甘酸果菰异味,是以有惊疳积癖吐泻之疾"。其三,王珪强调幼儿早期教育,宜循序渐进,并拟定出一套儿童学前教育方法,即自《千字文》《蒙求》始,至《孝经》,后学《论语》。同时,强调家长应量资而教,要顺应儿童才能的发展,及时地给以教育,不要失掉儿童才能发展的可能性。

（4）童壮期养生

从宋代儿科文献的记载来看,关于人在不同阶段的年龄划分,总的趋势是小儿年龄界限逐渐变小,因此才有"未弱冠为童,过三十为壮"之说。显然,这种说法的依据就是"男三十而婚,女二十而嫁"。如前所论,年龄介于二十至三十之间群体摄养方法的选择,必然受到如下制约:一方面,弱冠之前养护与教育的成败与否。另一方面,这类人群"血气盛旺""难以制抑"的生理特点。王珪针对后一种因素,引孔孟观点,将其养心养生方法与儒家道德论之"血气""仁义"联系起来,以心言仁,建立起追求养心以自律的养生学说,提出"心是吾之灵明主人",强调修性养命的方法重点在于"观其血色强弱而抑扬之,察其禀性淳漓而权变之"。同时引用《抱朴子》文说:"若才不逮而强思,力不胜而强举,深忧重恚,悲哀憔悴,喜乐过度,汲汲所欲,戚戚所患,谈笑不节,兴寝失时,挽弓引弩,沉醉呕吐,饱食即卧,跳走喘乏,欢呼哭泣,皆为过伤,此古人所戒之节文。"此外,王珪反复强调节制性生活的重要性,指出:"年二十者,必不得已,则四日一施泄,三十者,八日一施泄,四十者,十六日一施泄,其人弱者,更宜慎之。"此说亦被后世房事养生家所转引。

（5）老年期养生

衰老是生命不可避免的过程，王珪认为人到老年后，"神随物化，气逐神消，荣卫告衰，七窍反常，啼号无泪，笑如雨流，鼻不嚏而出涕，耳无声而蝉鸣，吃食口干，寐则涎溢，溲不利而自遗，便不通而或泄"。针对老年人的这种身体的变化，他提倡无欲无求的养生理念，即认为老年人养生要"不贵求奇，先当以前贤破幻之诗，洗涤胸中忧结，而名利不苟求，喜怒不妄发，声色不因循，滋味不耽嗜，神虑不邪思，无益之书莫读，不急之务莫劳"。这种养生理念符合老年人晚年身体变化特点，也有益于老年人身体健康。因此，淡泊名利的养生理念成为老年人养生的最佳选择。

老年人养生不仅要有无欲无求的养生理念，而且应针对自己的情况做到个性化养生。王氏将老年人分为形体肥盛强密者、形体消瘦者、形体肥胖而大便常稀且虚寒易感风邪者三类。其中形体消瘦一类又可再分两种，即体质壮实兼有痰证者与体质消瘦羸弱者。各类体质人群调养方法有别。即"凡肥盛强密者，自壮至老，食食与药并用疏爽，肉虽多，不使胜食气。果宜枣柿藕，菜宜韭与萝菔，饮食饥时先进热物，然后并宜温凉及时，勿恣食黏滑烧炙煎煿辛辣燥热之味，防有内郁风痰，外发痈疽之证。虽清瘦而素禀强实，兼有痰证者，与此同法。清癯虚弱者，自壮至老，衣服与药，皆宜温厚。性寒伤胃，腥膻鲙炙生冷油腻，并宜少食。如肥而素禀滑泄虚寒易感者，与此同法。"（以上俱出《泰定养生主论·卷二·论衰老》）需要注意的是，另有个别老年人贪恋美食锦衣，或贪恋女色，一旦感受内外淫邪而患病，即便获得补药，也只能加速寿命的终结。此外，针对老年人日常起居的调护，王珪强调节房事、薄滋味。如："人年五十者，精力将衰，大法当二十日一次施泄，六十者，当闭固勿泄也。如不能持者，一月一次施泄，过此皆常情也，不足为法。"最后，《泰定养生主论》还介绍了许多"扶衰润槁之方"，如适用于衰老脾弱者服用的"麻豆散"，有助于增强记忆的"孔子枕中方"，能够补益精神体力的"北平太守八味散"，可以补益肝肾精血的"熟地黄丸"及"五子散"等，可根据具体情况酌量服用。

综上所述，王珪提出心主神明，主明则下安，养生首贵养心，养心应当因顺自然，素富贵行乎富贵，素贫贱行乎贫贱；人生婚合、孕育、婴幼、童壮、衰老等阶段都应加以调摄将养，宣摄避忌应当各有所重；养生应当克除私欲，通晓天文、地理、人事，明辨是非曲直，尽心知性，生不苟生，死不苟死，务本流末等思想，对于纠正当前大众养生的误区和中医保健知识的普及，无疑具有重要的现实意义。

（二）医学理论特色

王珪有感于东坡跋《楞伽经》所云："譬如里俗医师，不由经论，直授方药以疗病，非不或中。至于遇病辄应，悬断死生，则与知经学古者，不同日而语也。"因此著《素问》节要叙论一篇，概述医学基础理论的重要性，文言："盖六气，如医者之司属也。标本，如事之先后也。阴阳，如事之彼此也。虚实，如事之可否也。诊脉，乃医者之审委也。故百病所属之气，如网之在纲。对病处方，则如纲之于网。而理明证定，治乃无误矣。"（《泰定养生主论·卷三》）为使"道达清氛"，王珪依次撰写与医理有关专论，包括发病、病家、医家以及与疾病相关的阴阳、虚实概念与脉证论治等。本章依据《泰定养生主论》原文所述，整理分析如下。

1. 论患病之原

关于发病，元代之前的医籍中已有大量论述。如《素问·调经论》谓："邪之生也，或生于阴，或生于阳。其生于阳者，得之风雨寒暑；其生于阴者，得之饮食居处，阴阳喜怒。"隋·杨上善《太素·九气》指出："人之生病，莫不内因怒喜思忧恐等五志，外因阴阳寒暑，以发于气而生百病。"宋·钱闻礼《伤寒百问歌·序》言："系人之生，六气不齐而七情汩之，苟失其养，则疢生焉。"金·张从正《儒门事亲·汗下吐三法该尽治病诠》说:"夫病之一物,非人身素有之也。或自外而入,或由内而生,皆邪气也。"王珪参悟前人已有理论,提出了其对疾病的定义、发生、分类及识病方法的独特认识。

（1）病的定义与发生

王珪认为:"病者,百疾之总名也。"有"专于表者""专于里者""出入内外者"之分。疾病的发生,其病机是"邪正并行于荣卫之间"。至于"荣卫","大抵表里即阴阳,阴阳即脏腑,脏腑即荣卫,荣卫即血气也。血气者,正气也。病气者,邪气也。血气不及者,邪自外来,则六淫之气侵之。血气内使者,七情诸证起矣"(《泰定养生主论·卷六》)。总之,王珪认为疾病是机体在表(六淫)里(七情)因素作用下,造成人体阴阳失衡,气血紊乱,脏腑功能失常而发生病理改变,继而出现各种症状、体征。

此外,王珪根据《灵枢·大惑论》所谓"心者,神之舍也"之说,注重"心"在发病中的重要性。以人与鸟兽发病为例:鸟兽习惯自由,一旦失去原先之自由环境则可以因为生存环境改变而发病。而"人心之灵,为血肉之神也,其体不同,而其神不异,故人之心也,与天地合其德,与日月合其明"(《泰定养生主论·卷三》)。因此,人更多的患病机会都是由于自己不善于养"心"而病,如贪恋女色、爱慕名利、相互攀比等等。这也可看作是王珪对七情致病机理的一种补充。

（2）病的分类与识病方法

王珪继承了前人将致病因素与发病途径结合起来划分疾病和认识病因的方法,在"六淫""七情""金疮"之外,增添"禀受""果报"二说,将病分为五类,即"一曰禀受之病,与生俱生者是也。二曰果报之病,伯牛之癞,袁盎之疮者是也。三曰六淫之病,风寒暑湿燥火,外邪所侵者是也。四曰七情之病,喜怒哀乐忧恐思者是也。五曰金疮攧扑,外伤者是也。"其中"禀受"者,与生俱来,即如痰病发病之"素禀痰疾"说。"果报"者,

"前生今世，莫非我乎……其与生俱生之病，抑亦父母之源流也，其可尽除之乎"（《泰定养生主论》卷三）。"禀受""果报"二说，连接过去、现在、未来三世轮回的思想，宣传善恶因果报应论，实为宗教生死观在医学领域中的应用与发挥。

至于识病之法，王珪提出"欲识其病，先诊六经，察其表里，外六内七，则风火暑湿燥寒之本定矣""已病者，六淫外感，七情内侵。六淫司天之时气，七情百病之所作。气本病形，各有经证。未病者，望闻问切，知其病之将作，则迎而夺之也"（《泰定养生主论·卷六》）。由于《泰定养生主论》中对"运气"已有专论，故原文此处对于七情致病说多有阐发，如借孟子所引《尚书·太甲》所云："天作孽，犹可违；自作孽，不可逭。"是故"盖七情者，孰能使之，无惟智者制之，而病常少而轻，愚者纵之，而病常多且重"（《泰定养生主论·卷六》）。其中，"作孽"行为应集中体现在报应的心理和生理上。这也是王珪融合儒、释、道三家所共有的止恶劝善、扬善惩恶思想，从"养心"角度对识病方法的一种补充认识。

2. 论医病两家

医患关系为历代学者所重视。在病家，议论多为陋习难治，如汉·司马迁《史记·扁鹊仓公列传》之"病有六不治"说；南朝宋·范晔《后汉书·方术列传·郭玉传》之"四难"说等。在医家，所论多为德术良否，如《礼记·曲礼》言"医不三世，不服其药"，《素问·征四失论》言"诊病不问其始，忧患饮食之失节，起居之过度，或伤于毒，不先言此，卒持寸口，何病能中，妄言作名，为粗所穷，此治之四失也"等等。王珪结合个人临床所见与阅历所闻，对医疗行为过程中可能影响疗效的医患两类因素分别予以论述。

（1）论病家

王珪在《泰定养生主论·卷三》中，分别摘引张仲景《伤寒论》序与唐代孙思邈《备急千金要方·卷二十七·养性》中关于就医过程中医患关系对医疗效果影响的论述，并据此展开他对影响病家诸多因素的阐述。

其一，病家地位差距的影响。如"今之宦门巨室，务要便佞，药须香甘，事必如意，稍闻逆耳之言，则必迁怒于人"，"况夫闾阎之家，不谙服饵，投药未几，或证当传变，或药病相攻，便言有隔，即从事乎异端不根之说，而中道而废，明明易治之病，翻成不救之危"。旨在告诫富贵之人，患病后不能正确认知疾病及医生的诊疗措施，最终必将影响治疗效果。

其二，疾病缓急的心理影响。如"大抵暴病不可荏苒，沉疴不可速瘳，欲速则更医必骤，医众其论必繁，荏苒则邪气入深，用药未必即瘥，故可以急则急，可以缓则缓，至诚待士，则贤者进，而不肖者退也"。说明疾病缓急不同，会影响到病家的就医心理。

其三，病家就医环境的影响。如"至乏医之处，必也择其谨愿者，从其所长而用之，若求奇信胜，则市井之风起矣。且医人臧^①否，各有声迹，观其所由，察其所安，则人焉廋哉！"

其四，医家技术水平的影响。如："盖昧理之士，剂繁而语杂，明理之士，剂简而论详。昧理之士，自求进退则惭，明理之士，不奔趋敬而直。入门不问证，切脉便知源，然后问之、闻之、望之。参之六经内外无差，投药即有寸进，故知其可用也。然进之效，亦有说焉。药病相投，时间似愈，病势进退，当论后先。"此亦即医家品德有"昧理"与"明理"之差，医家技能有长短之别，医人品质有臧否之异，均可以影响疾病的诊疗。

其五，其他因素的影响。如："若事游谈泛论，窃听旁人，广引方书，诬合转变，举措诡谲，情怀卤莽，暴病难愈，久患转增者，故知其不可用

———————————

① 臧：善。

也。然而转增之病，亦有说焉。如药病相攻，则时间反倒，不日病瘥。又在人消息。且富贵之人，有病则荐医者多，而进者杂。主病之人，悦同好，局见闻，去取不公，则病者之不幸也。"

（2）论医家

首先，王珪强调为医者责任重大，"医者人之司命，任大责重之职也"，然而，元代医家的社会地位相对较低，有谓"古者，称医为师。今也，视医如戏"。鉴于此，王珪鼓励欲为医者，"人能刚于欲者，必不为此俗态也"，并引用前人实例，以证明为医之道的关键在于如何使医道惠及生命，诚意存仁，且在实践中提高自己的医疗水平。

其次，王珪分别阐述了学医与行医的品德素养要求。学医者，须知"学医费人命"。尽管孔子说过："学也，禄在其中矣。"但是若以医药为生活来源而学医者，必须注意，"医者之学，艺兼九流，其学岂有穷极哉"，而且"临病用药，则度吾所长而为之。难明之证，则退而思之。幸而得之，则当勇于义，不可冒昧强为，网罗世利。圣人之道，赞成化育，岂为区区细人作无厌之计哉！"行医者志在治病救人，临证之际应当端正态度，履行医道，以"正吾之心术，专吾之定见"为目的。如果能拒绝色利之诱，专心致病，"不见其贵贱亲疏，但自知脉病证治，义然后取"，否则"一怀利心，则进退惑乱也"。

最后，王珪批评了当时个别医家只为图财谋利、不识病症、相互庇护等不良医德，强调行医为医需要注重医德修养，协调医患关系，相互尊重同道等。并举因果报应一例以说明医技、医名的发展与医德的关系。此外，王珪旁解"医不三世，勿服其药"之说，认为患者往往对世医之家比较信赖，但是医家所学更应在于对医籍经典的学习，并非单纯倚恃家学，不思进取。而且，为医者除了注重经验的积累之外，应该明晓世事，所谓"歌诵《难》《素》，记问之能也。丸散精妙，修合之能也。汤液生熟，煎煮之能也。套类加减，市货之能也。广收博聚，料剂之能也。轻财尚义，济利之能也。乃至于博览群书，深明本草，皆医之事，非医之道。夫何故，盖天下纷纷之事，理一而已。明诸理而学医，则思过半矣。天下昏昏之情，因果而已。明诸心而行医，则其过盖鲜矣。"（以上俱出《泰定养生主论》卷三）

事实上，宋元时期的统治者注重修文，改革医政，认为习医知方是最好的"救恤"之术。宋代兴起的儒医群体在医学领域演述儒家道德观念，如北宋年间隐士林逋在《省心录》提出"医须恒德"；道医王怀隐撰《太平圣惠方》有"怀拯物之心，救含灵之苦"之说；医家史堪《史载之方》有"医道之难"，"持之有术，治之有统"等。诸多言论对于王珪学术与道德观点的形成不无影响。

3. 论阴阳虚实

阴阳学说作为哲学观和方法论被《内经》引入中医学后，经历代学者的深化和发展，已经成为中医理论建构的基础与中医临床辨证思维之大纲。王珪对此说在医学中的应用做了详尽阐述，并提出了许多独特见解。

王珪认为阴阳之义有三："阴毒阳毒"之阴阳；"阴盛阳盛"之阴阳；"六经表里"之阴阳（《泰定养生主论·卷六》）。虽然此三说均以阴阳解释病因病机之变化，但在具体应用时略有不同，如"病在腑者为表，三阳经也。病在脏者为里，三阴经也"，强调了脏腑发病的不同。"阴盛阳盛者，谓邪在表而恶寒，谓之阴盛，邪在里而发热者，谓之阳盛。又有阴中之阴者，脏受寒邪也。阳中之阳者，腑受热邪也"，进一步阐述了阴阳学说在脏腑表里寒热辨证中的应用。"药性之阴阳者，五苦为阴，六辛为阳，咸味为阴，淡味为阳"，是以阴阳归类药物性味。"又有上阳下阴，背阳腹阴，寸阳尺阴，昼阳夜阴，气阳血阴，以通义理之用"，概述阴阳学说在临床诊断中的应用。对于"阴毒阳毒"说，王珪则持"阴毒则绝无一点阳，阳毒则绝无一点阴"之说，类似于金代医家王好古撰《阴证略例》所谓"阴独盛而阳气暴绝，则为阴毒；若阳独盛而阴气暴绝，则为阳毒"，亦即阴亢而亡阳，阳亢而亡阴。

王珪另作《正讹》一文，针对当时学者对于阴阳消长与阴阳互根关系的理解偏误分别做了分析。他引汉代孟喜"十二消息卦"及宋代邵雍"天根月窟"说解释"阴消阳长，暑往寒来"的发生，并借卦爻三阴三阳说细致地论述了一年之内阴阳二气的消长变化，解释"外阴而内阳"的形成机理。尽管他没有直言阴阳消长与事物或现象发展变化的关系，但是明确指出了将此说应用于人体生理病理研究的意义。显然，自然界和人体的阴阳时刻处在不断地消长运动之中，在正常状态下，阴阳不出现偏盛偏衰，从而维持自然界和人体的动态平衡。当阴阳消长运动超过了一定的限度，自然界和人体内的平衡被打破，自然界的变化就会出现异常，人体亦发生疾病。因此，王珪提出人体要顺应一年四季气候变化而养生，所谓"善摄生者，吾之天地阴阳无愆，则荣卫周密，而六淫无自入也。不善摄生者，六淫之邪相侵，而医药之道作矣"。

此外，王珪以《素问·四气调神大论》"春夏养阳，秋冬养阴"的诠释与应用为例，认为当时医家或拘泥经典不知变通，或穿凿阴阳互根之说，造成对经典的误解、误用，导致"执经不通者，虽不误医，亦能误事。据方之士，虽或误中，多致误伤"（《泰定养生主论·卷四》）。例如，夏季患伏暑中喝，用白虎、五苓、柴胡、益元，以解表清里本为正治，若谓"盛夏阴气在内，不用寒凉"，则为穿凿古人之言。伤寒家邪气入脏，则虽盛夏，必用硝、黄矣。且伤寒内热者，小便赤涩，而夏月安居之人，小便尤其赤涩也。并引王冰"春食凉，夏食寒，以养于阳；秋食温，冬食热，以养于阴"之论为证据，强调诊治疾病重在辨证论治。

"阴阳既明，不可不知虚实。"王珪认为虚实系"医工之关键，系病者之死生"，并在《素问·通评虚实论》所言"邪气盛则实，精气夺则虚"论点的基础上，提出"实者，言病实也；虚者，言卫虚"，强调人体正气与病邪相互对抗消长运动形式的变化。与此同时，王珪体会到疾病病理变化虚实错杂，辨之不易，选方用药也容易出现"虚虚实实"的现象，譬如，《伤寒论》云："桂枝下咽，阳盛则毙；承气入胃，阴盛而亡。"以汗药攻里，而以下药攻表，虚者愈虚，而实者愈实，此即"据方之士之通患也"。最后，王珪就《素问·玉机真脏论》所言"五实"（脉盛、皮热、腹胀、前后不通、瞀闷）、"五虚"（脉细、皮寒、气少、泄利前后、饮食不入）不治之症提出个人看法，认为"前后若止，饮粥可入，亦可回生。前后不通瞀闷者，前后通，腹胀减，亦可回生"，并进一步概括说："其为沉疴痼疾杂病，人壮病重者可攻，人壮病轻者易散，人弱病轻者易调平，人弱病深者，先轻后重，而取之标本，不相得者已之。"（《泰定养生主论·卷六》）

4. 论标本之要

"标本"理论导源于《内经》，虽然历代医家多有发挥，但是此理论本身也具有中国传统哲学概念抽象笼统的特点，不易完全掌握。王珪分别对"标本"的字义、内涵及其在中医学中的应用进行了论述。

首先，王珪从文字角度解释追寻标本的本义，认为"标本者，犹言枝干也"，"标本者，如长短轻重之权衡尺度也"，强调了灵活变通标本对于医家临床的重要指导意义。

其次，王珪对《内经》所论标本含义予以归纳和扩展，分别有六经之标本，即"六淫之来者谓之本，六经之受者谓之标"，如："太阳寒水，标热而本寒，是亦标在上，本在下也。阳明燥金，不从标本，而从乎中也。少阳相火，标本皆热。太阴湿土，标本皆阴。少阴君火，标阴而本热。厥阴风木，不从标本，而从乎中也。"有内外之标本，即"皮毛血脉肌肉筋骨，谓之标；心肝脾肺肾，谓之本"。有医病之标本，即"以医人为标，病人为本"。有五行制化之标本，如："风为标，火为本。"有脉候之标本，即"手经为标，足为本"等。此外，王珪据病机为本，症状为标之理，将六淫所犯脏腑病位（本）、脏腑相关病症表现（标）以及治则治法联系起来认识发病机理。此说增删《素问·至真要大论》病机十九条之内容，参引六淫治则治法，以符合六气脏腑病变之纲，可谓构思巧妙，遵经而不泥古。事实上，王珪之前，金元医家刘河间曾尝试将病机十九条中的五脏诸病，归纳为"五运主病"，并于风、热、火、湿、寒诸病，增入"诸涩枯涸，干劲皴揭，皆属于燥"一条，归纳为"六气为病"，据此可知王珪发扬此说精神于后。

最后，王珪对标本治则的价值予以肯定，不但广引《素问·标本病传论》《灵枢·病本》两篇所论病机标本及治法逆从诸说，并参以己悟，提出："所感之病轻而变为重，则治其标也，所感之病重而别增微外之疾，则治其本也。病势进退，则标本互施矣。"（《泰定养生主论·卷五》）

5. 论脉学精微

王珪十分重视脉诊，《泰定养生主论·卷六》专列"论脉"一篇，细述脉学形成之大体，认为："其道具于《素问》，而其诀明于《脉经》。前圣后贤，推论详悉，无非楷式。造进者，可以知其大纲，久学则庶几融会。"至于诊脉技巧，王珪虽未直言"医者意也"，却将切脉比作识音韵而切字，亦是复言"医者意也"之理，表达了他对切脉之术的信服与推崇。王珪认为只有"圆机之士，始能精到"，即便《脉经》在手，"若非平日用意体认，临证未免自惑"，"若夫庸医粗工，急急于势利者，夺志分心，虽未明诸错综轻重之妙，亦须于二十四道，留意消息，则不为病隐，而不为心惑也。"

关于脉病关系，王珪提出："盖脉之于病，不能掩其恶，得之于手，应之于心，得之于心，发言为辞。脉病相应，标本相得，病气无不服。"他引用经文认为，"阴病见阳脉者生，阳病见阴脉者死"，若失血下利暴泄之证，脉细则生，脉大则死。其原因在于"细虽阴脉，而生衰弱，病势既衰，故曰生"。

王珪对于切脉之法尤其关注，认为："百艺不精则不过误身，惟医不明脉则误人性命。"基于此，他建议医家诊脉态度端正，方法上不可按图索骥，不可畏首畏尾，妄意臆度，尤其不可依《经》断病。如"暑证云：脉虚弱者，热伤形而气消烁。此言久病暑气则然。暴病暑气之脉，与热病同。《经》不尽言，不可但据《经》而疑证也。"其次，王珪概述影响脉象的诸多因素，指出："长人脉长，短人脉短，瘦人脉露，肥人脉深，性偏急者脉弦浮，性明快者脉流利，凶狠者脉劲实，慈祥者脉和缓。""不摄之人，病轻脉重，有养之士，病重脉轻。忠厚之脉，往来调畅，诡谲之脉，乍浮乍沉。其余素禀暴变之不同，指外盈虚消息。"并提醒切脉者对个别病理性脉象的识别，以备万一。如："虾游、雀啄、代止之脉，故名死证。须知痰气关格者，时复有之。若非谙练扬历，未免依《经》断病，而贻笑大方也。"

此外，王珪引《素问·玉机真脏论》"必察四难"说，以论述时间因素对切脉的影响，以及运气脉学与病脉关系。即"谓春得肺脉，夏得肾脉，秋得心脉，冬得脾脉，其至皆悬绝沉涩者，命曰四逆"，又"甲己之岁，二运南面，论脉则寸在南而尺在北。少阴司天，两寸不应，少阴在泉，两尺不应。乙丙、丁戊、庚辛、壬癸之岁，四运面北，论脉则寸在北而尺在南。少阴司天，两尺不应，少阴在泉，两尺不应。乃以南为上，北为下，正如男子面南受气，尺脉常弱，女子面北受气，尺脉常盛之理同"（《泰定养生主论·卷六》）。其中，"四逆"说据天人相参之说，在病脉基础上分析时间与病位变化，揉入五行生克之理，多有臆测成分，历代学者对此多存而不论。至于运气脉学取自《素问·至真要大论》中关于运气南北政寸尺脉不应的论述，虽然反映了天文、地理、人事相互作用的"天人合一"观点，却因为需要切脉者在研究脉象的同时，不但要综合各种因素，而且需要准确推算当年运气变化规律，以及相应脉位的空间变化，计算烦琐，操作不易，故临床难以推广。至于病脉关系的判断，仁者见仁智者见智，尚需临床验证。

6. 论证治组方

王珪强调医家"识证"的重要性，不但从字面上对"证"字做了解释，指出："证者，正也，百病之名也。"而且将"证"落实到发病过程中理解，"今所谓证，何也？乃《素问》六气百病之机是也。"认为认识病机便是"识证"之由。鉴于宋代不但官方组织编纂了大量富有价值的方书，而且民间学术争鸣活跃，有力地促进了方剂学的繁荣。面对这种情况，如何正确对待和使用方书就成为一个必待解决的问题。王珪借用《孟子·尽心下》所说："吾于武成，取二三策而已矣。"告诫后学要带着批判的眼光去读书与检方，且不可完全相信书本上写的东西。要真正做到据证选方，其前提必须"明六气""握病机，推标本""临病观色""听声切脉"方可。至于取效与不效，则受病机标本、病家贤愚以及医家治法等因素影响。

关于治法，王珪首先强调掌握治病求本、正治反治、标本互施等"治之大体"，认为："若得其体，则虽芣苢^①可以瘳疾，失其体，则虽金玉亦不能愈病。"王氏继承了《内经》有关正治反治之论，认为"以寒攻热，以热攻寒"，谓之逆治，逆其病气，而名曰正治，即治疗用药的性质、作用趋向逆着病证表象而治的一种常用治法。"以寒治寒，以热治热"，谓之从治，从其病气，而名曰反治，即治疗用药的性质、作用趋向顺从病证的某些表象而治的一种治法。另举《素问·至真要大论》所说"热因寒用""寒因热用""通因通用""塞因塞用"四法以解释治法之逆从正反原理。并以《素

---

① 芣苢：即车前。

问·至真要大论》所载治法，总结逆从正反治法的使用，即"热无犯热，寒无犯寒，温无犯温，凉无犯凉，故寒者热之，热者寒之，温者凉之，散者收之，抑者散之，燥者润之，急者缓之，坚者软之，脆者坚之，衰者补之，强者泻之"。

另外，王珪通过审察六淫之病症、脉象、病机，以阐述"亢害承制"说，并将此说与脏腑五行生克制化相联系，以解释疾病变化中本质与现象的关系。通过文献复习可知，亢害承制论肇源于《内经》运气学说，主要说明气候变化的内在调节机制，后世医家将自然现象与人体生命活动相联系，类比推论用以说明人体生理活动及病理变化，并进而指导对疾病的治疗。刘完素首先将亢害承制理论与人体五脏病变相联系，并以此来解释疾病变化中本质与现象的关系。他认为，人体"皆备五行，递相济养，是谓和平；交互克伐，是谓衰盛，变乱失常，患害由行"（《三消论》）。并明确认识到六气偏亢过极，尚可出现诸多病理假象，如湿气过极而见筋脉强直，即"土极似木"；风气过极而见津枯液燥，即"木极似金"；金气过极而见烦渴口疮等热象，即"金极似火"；水气过极而见坚痞腹痛等，即"水极似土"；"病热过极而反出五液，或为战栗恶寒，反兼水化制之"（《素问玄机原病式·寒类》），即"火极似水"。对此类病证的治疗，刘元素提出："但当泻其过甚之气，以为病本，不可反误治其兼化。"王珪在此基础上，对临床症状有所补充，如"金病至极，则似二火之证，而为三消，痈疽疮疡。水病至极，则似湿土之证，而为胕肿肉泥"等。进而论述其诊治云："医不惑于证，病不惑于药，则始可与言治矣"，"色脉之道，审察之要"，"以六气为本，百病为标，治标无翼其本，治本必推其标"。可见，王珪之论皆有所发挥。

关于组方原则，王珪力倡古方用药制式，即《神农本草经》所言："上药一百二十种为君，主养命；中药一百二十种为臣，主养性；下药一百二十种为佐使，主治病；用药须合君臣佐使。"以及《素问·至真要大论》"主病之为君，佐君之为臣，应臣之为使"，"君一臣二，奇之制也；君二臣四，偶之制也；君二臣三，奇之制也；君二臣六，偶之制也"等论述。王珪此举虽不免有"泥古"之嫌，未能对当时流行的组方"秘诀"（"君多臣半，佐使者三之一"）进一步关注。此"秘诀"或为受到金代医家张元素在《医学启源·卷下·用药各定分两》中所提出的"力大者为君"之说影响，即"为君最多，臣次之，佐使又次之，药之于证，所主停者，则各等分也"。

关于用药法度，王珪亦遵循《内经》"中病为止""以平为期"等思想，指出："临病之时，深究表里，是久是新，闻问详曲，病之内外，药之汗下，应病即止，不须过剂，辛甘发散外邪，酸苦涌泄内病，过则伤和。未已者，各依经证，清利渗润，以平为得。"

7. 论五运六气

五运六气学说大约形成于东汉时期，但该学说对隋唐时期的医学发展却无较大影响。至两宋金元时期，运气学说开始有所发展，并且一度作为医学教育和医生考试的必考内容。王珪之前，金代医家刘完素、张元素对五运六气理论都有深入的研究，他们不但将这一理论用于指导临床实践，进行相关的创新研究，拉开了医学创新的序幕，促进了金元医学的发展。尤其金代刘完素以五运六气作为疾病分类的纲领，侧重以"火热"阐发疾病的病理机制，提出"六气皆从火化""五志过极皆为热甚"的理论，对后世影响较大。

王珪援引《素问》中《六节藏象论》《天元纪大论》《气交变大论》《五常政大论》《六元正纪大论》《至真要大论》诸篇关于运气内容的论述，以概述五运六气学说的原理以及相关治则治法。并指出："故治病者，必明天道地理，阴阳更胜，气之先后，人之寿夭，生化之期，乃可知人之形气矣。

运气所主民病治法，古方一十六道，备载于十三卷中。其所谓以热治热，无犯司气，以寒用寒，无犯司气，温无犯温，凉无犯凉之剂也。若夫气，春病凉，夏病寒，秋病温，冬病热，则当依六气本标内淫之法，治热以寒，治寒以热，治温以凉，治凉以温，而平之。"（《泰定养生主论·卷五》）不难发现，王珪倾向于对"六气"司天说的认可和推崇。

王珪举泰定三年（丙寅，1326）的气候变化和疾病表现，以印证运气学说的应用。按照运气学说的推演方法，丙年阳水太过，寒气流行；寅年少阳相火司天，上半年火气主事，厥阴风木在泉，下半年风气主事，该年不是平气之年。依据《素问·六元正纪大论》所载，该年的气候变化与民病症状如："地气扰动，风乃暴举，木堰沙飞，炎火乃流，阴行阳化，雨乃时应，火木同德，上应荧惑岁星。民病热郁，咳逆，呕吐，胸臆不利，头痛，身热，昏愦，脓疮，聋瞑，血溢衄血，喷嚏呵欠，喉痹，目赤，善暴死。"王珪补充说："大暑前后……有一村一巷，同日暴卒一十七人少年者。"需要讨论的是，该年六气的三之气、四之气、五之气，主气分别是少阳相火、太阴湿土、阳明燥金，客气分别是少阳相火、阳明燥金、太阳寒水。通过主客加临分析可知，三之气气候特点应异常炎热，暴旱少雨。因此，或存有"大暑前后，暑药绝市，棺木断行"之事；四之气虽可能燥湿相济，但风气主事，局部或见燥热；五之气气候凉爽而偏燥，但从五行关系分析，寒属水，燥属金，而心在五行归属中为火，"心旺于夏"，心属火，故而夏长之气由于"水"太过而被抑，加之风火相生，燥气大行，故谓"岁水太过，邪害心火，民病身热，烦心躁悸"。是故方药应"治热以寒"为治。假设泰定二年（岁金太过，燥气流行，太阴湿土司天，太阳寒水在泉）有暴发水旱之实，有可能是在四气之际，故有此论。需要注意的是，未见有王珪对运气异化、主气兼化、主气胜复和主气郁发而病等因素的考虑，由此推测王珪对于运气学说的应用，侧重于六气司天及标本中气。

那么，究竟泰定三年（丙寅）的气候如何？据《元史·泰定帝纪》记载：泰定三年三月乙巳朔，"帝以不雨自责，命审决重囚，遣使分祀五岳四渎、名山大川及京城寺观。"泰定三年六月戊戌，"中书省臣言：比郡县旱蝗，由臣等不能调燮，故灾异降戒。今当恐惧儆省，力行善政，亦冀陛下敬慎修德，悯恤生民。帝嘉纳之。"另据《元史·曹元用传》记载："三年夏，帝以日食、地震、星变，诏议所以弭灾者。"由此可知，泰定三年三月，"不雨"；泰定三年六月，"旱蝗"；泰定三年夏，有"日食、地震、星变"之应。诸多灾变与运气学说所推演年上半年火气主事所致疫病多有偶合，故而王珪信服运气学说所论，并将古方16首收载于《泰定养生主论·卷十三》，分别命名为"五运时行民病证治""六气时行民病证治"。

考查文献发现，宋代朝廷利用国家的力量推行天运政历，此举对医学理论和方剂药学的发展产生一定的影响。对方剂学的影响主要体现在配伍方剂、化裁方剂、分析方剂和药物性味等。例如，北宋陈言《三因极一病证方论·卷五》就载有"五运时行民病证治"与"六气时行民病证治"相关16首依据五运六气学说所制的方剂。其中，前10首用以治疗五运太过不及所致病证，其制方原理基本符合甘温以平水，酸苦以补火，抑其运气，扶其不胜之治法。至于另外6首治疗六气致病的方剂，每方后均注明当年各步的药物加减法，临床仍有一定的借鉴价值。具体组方见第三章临证经验相关部分。

8. 论六经证治

自从《伤寒论》流传之后，宋代医家或从理论上进行整理、注疏、阐发，或结合临床实际对各种外感疾病补充诸多治法方药，形成了伤寒学研究的一个热潮。宋元时期《伤寒论》传本并未固定，当时医家除按仲景条文、方法使用仲景方外，并对仲景方进行补充和化裁，进一步推广应用于杂病。另有部分医家宗仲景心法，另辟新说，如刘完素主寒凉、张子和主攻下、李东垣主温补、朱丹溪主养阴等，均是精研《伤寒》，化裁新方，善出新意之举。

在《泰定养生主论》中，王珪反复提及"欲识其病，先诊六经"，甚至指出："痰之为病，不出六经，六经所属，其非六气乎。"显然，他将"六经"与"阴阳"等同，即谓"医人谓阴证阳证者，此乃六经表里之证也"。关于伤寒研究，王珪将《伤寒论》《金匮玉函经》条文打乱，概述六经证形定例和分述六经类证治法与方论，"更入阴毒阳毒二证，阴阳二厥治法，略论小柴胡汤、五积散之可否，以辨世惑"。尽管王珪编撰《泰定养生主论》时所录《伤寒论》《金匮玉函经》条文出于何种传本已经无法考证，且王珪治学伤寒并未有出众之处，但是，仍有必要对王珪伤寒整理特色予以分析。

（1）六经证治内容的编次

王珪首先以"分经类证"的方法概述六经病脉特点，即以六经病为纲，以传变时日为名，摘引《伤寒论》六经病脉表现，命曰"六经证形定例"。此法虽非王珪首创，却也是宋金元时期医家研究《伤寒论》的一大特色，能使"六经病脉"特点更加彰显，逻辑性更强。其后，王珪分列六经证脉治法与治方加减。例如，对于太阳证脉治法，王珪借鉴了宋代伤寒大家朱肱《活人书》关于麻黄汤与桂枝汤加减应用的方法。《活人书·卷十二》言："桂枝汤自西北二方居人，四时行之，无不应验。江淮间，唯冬及春可行之。自春末及夏至以前，桂枝证可加黄芩一分，谓之阳旦汤。夏至后有桂枝证，可加知母半两、石膏一两，或加升麻一分。""夏至后，麻黄汤须加知母半两、石膏一两、黄芩一分。盖麻黄汤性热，夏月服之，有发黄斑出之失。"

有关"三阳合病"证脉治法条文，计有十四条，即太阳合阳明四条，太阳合少阳一条，太阳阳明并病三条，太阳少阳并病三条，少阳阳明并病三条。恐是王珪将合病与并病共计。此举虽然丰富了六经传变的内容，但是伤寒学者宜细审之。

至于三阴证脉治法，王珪不但整理原文，分列治方与加减，而且参入己见。例如，《伤寒论·辨少阴病脉证并治》言："少阴病，自利清水，色纯青，心下必痛，口干燥者，可下之，宜大承气汤。"王珪则以"恶寒，口燥舌干，脉俱沉，小承气汤主之"区别对待。另外，个别表达不清之处，恐为传抄之误。如"口中和而皆恶寒，通用四逆汤"一句，四逆汤亦为少阴寒化之治，阴寒盛阳气虚可见口中不渴，故而"口中和"应作"口中不渴"解。文后"小便白色者，病形悉具也"正是理解的关键。王珪另在厥阴证脉治法中，对于桂枝麻黄各半汤、承气汤与茯苓桂枝白术甘草汤（茯苓甘桂白术汤）的使用，已经超出了《伤寒论》《金匮要略》原方范围。其中，对桂枝麻黄各半汤与承气汤的使用应是对于厥阴证"寒热错杂"的标本所宜。而以茯苓桂枝白术甘草汤所治"消渴，气上冲心，心中疼热"等，应是热病后期脏腑功能失调的一种表现。

此外，王珪援引隋唐至元初之间相关医籍（《脉经》《外台秘要》《伤寒活人书》等），对《金匮要略》所载的阴阳毒病治方药进行补充，在继承仲景基本治法的同时，也打破了原有的治疗思路。例如，对于阳毒症见"内外结热，舌卷焦黑，鼻中烟煤"，主张及时采用水渍法以物理降温；而对"阴毒已深，疾势困重"，则用葱熨、灼艾、手握荜茇等法温阳。此也反映了王珪治疗急性热病等的经验。

（2）小柴胡汤与五积散应用辨惑

小柴胡汤为《伤寒论》113方中使用率最高，运用范围最广之方。王珪虽然强调小柴胡汤专主少阳一证，适用于"手足厥逆，发热，或先寒后热，或先热后寒，或午后潮热，或只内热。或大便实，或大便稠黄滑泄，胸闷胁痛，连背甲疼，头昏目疼，干呕痰嗽，及病后劳复发热，或妇人经血适断，寒热如疟"等。同时主张扩大和正确运用小柴胡汤于杂病治疗，指出：

"但老幼男女，如上之证，皆小柴胡汤主之也。"另外，王珪发现："世俗弃而不用，傍求杂药，适自误耳。"虽然宋代伤寒家朱肱在《活人书》中指出："近时多行小柴胡汤，不问阴、阳、表、里，凡伤寒家皆令服之。此药差寒，不可轻用。"但王珪认为此乃因于医家未别表里阴阳，而误投小柴胡汤于寒弱之证所致，并不能因此而影响小柴胡汤的临床应用。故王珪给出了小柴胡汤加减应用之法，具体而言，如月经不调者，可加四物汤；血虚内热日久者，加当归；大便秘涩者，加当归、大黄；渴者，去半夏、人参，加赤芍、枳壳；欲除根者，视二便情况加大黄，取微利为度等。另外，附有验舌断内热法，即观舌见黄苔、白苔，或问饮食有无滋味以断。总之，王珪尝试使小柴胡汤的临床应用范围有所扩展，其加减法也为后世经方治病提供了一定的经验，其对小柴胡汤的认识与临床应用经验，诚非长期临证者之所能及。

王珪对原载于《太平惠民和剂局方·伤寒门》之五积散的应用原则，亦有所阐述。此方名为"五积"，是由苍术、厚朴、陈皮、半夏、茯苓、甘草、麻黄、桂枝、白芍、当归、川芎、干姜、枳壳、桔梗、白芷等15味药物组成，方中套有平胃散（苍术、厚朴、陈皮、甘草）、麻黄汤（麻黄、桂枝）、二陈汤（半夏、陈皮、茯苓、甘草）、枳桔散（枳实、桔梗）、四物汤（当归、白芍、川芎）等名方，实可以解决因寒、湿、气、血、痰、食等多病因引起的复杂病证。或许因为此方主外感风寒，内伤生冷，可以温中发表，故得以在当时伤寒杂病治方中流行。王珪指出："五积散之功非细，但用之不得其道，则如水能载舟，而亦能覆舟耳。"并认为，此方所对应内伤生冷，且外感寒邪之病证提出感寒"三日"之前，若恶寒头痛无汗，或恶心，或不恶心，或身痛拘急，则宜用之。举案如下：

余尝治一证，面赤恶寒，耳聋烦躁，午间必须大呕三五声，大便利赤黄水，余甚欲用此药，但虑其病杂，遂逐一治疗次第，唯面赤干呕下利，终不肯已。一日排闼①而入，正见其恣食生冷菱莲，于是急簇数服，令煎一贴服之，呕声即止，粥饮即纳，不一二日，服尽瘥安。

有崇祥院提举余周翰，以王安谷之故，恳求诊视。余不获已而往，既见则踊然离枕曰：如大旱之望云霓也。面垢声郑，耳聋鼻塞，盛暑中衣绵着袜，其脉六部俱浮洪软缓，干呕下利，赤水无度。余即曰："余非货医之士，可就药肆赎生料五积散煎服。"本官畏其麻黄，令去之。煎服不半剂，下利即止，诸病顿回，遂再尽剂，至于四五服，恬然无恙。后半月余，恣食生冷，其证复作，再用此剂，亦然立效。往往济人，无不辄验。但脉紧数长实，饮引不下利者，切不可轻服。兼妇人新产，恶露不尽，腹中绞痛，俗云儿枕疼者，每服加桂枝，水一盏，先煎泣泣，再入好酒大半盏，煎成八分，一盏温服立效。去麻黄服，亦得。其余加减治法，并见诸家方书。但是外感风寒，内伤生冷，心腹痞闷，头目昏痛，肩背拘急，肢体怠惰，痰饮呕逆，脾胃宿冷等证，无内热者，五积散主之（《泰定养生主·卷十二》）。

王珪将此二案合并一处，只为通过其应用体会以告诫后人："五积"之病因可以以不同的方式和不同的时间侵害人体而发病。前案，"面赤恶寒，耳聋烦躁，午间必须大呕三五声，大便利赤黄水"，证见外感（寒积）、内热（气积）、呕吐（痰积）、利赤（血积），唯独缺少食积之证。后见患者贪食生冷，投以五积散获效。那么，是不是这五种病因都要齐备才可应用本方呢？并非一定如此。后案，"面垢声郑，耳聋鼻塞，盛暑中衣绵着袜，其脉六部俱浮洪软缓，干呕下利，赤水无度"，投五积散亦能获效。其后，病家"恣食生冷，其证复作"，复投此方仍能获效足以证明。上述二案其实已

---

① 闼（tà 榻）：小门。

经基本表达了五积散的证治。需要注意的是，五积之说实为表里同病，但是里证的病因之间联系紧密，辨识不易。因此，王珪指出使用五积散应注意：其一，"脉紧数长实，饮引不下利者，切不可轻服"，此因于五积化热内阻，证机已然变化；其二，妇人新产瘀血内阻而致腹中绞痛者，每次服用此方时可入桂枝，添水先煎后入白酒，温服取效。方中本有四物汤去熟地，具有活血调经之功，又有治"妇女诸腹痛"的当归芍药汤，因此，续加桂枝白酒之法未必得法，应是一家之谈。至于，王珪认为以此方药浸酒治疗寒湿脚气，则有令"腠理疏泄，五脏壅滞"，变生他证之虞，有待进一步验证。

（三）随记医话特色

由于王珪习医经历特殊，其对于医学理论的研究在论题选材与架构上均有别于同一时期所见方书或论著，有些论述内容简明扼要，理论联系实际，确能发前人所未发，且对今日中医临床仍有指导意义和应用价值。为使读者进一步了解王珪的学术思想，本节将王珪随记于《泰定养生主论·正讹》《泰定养生主论·公论》中之研究心得、治病的验案和对医学问题的讨论进一步细化为"古方今病""用药难明""治法方宜""药治是非"等论题，同时将王珪关于三教与中医学发展关系的研究等议论一并整理于下。

1. 论古方今病

王珪在《泰定养生主论·正讹》中对于"古方"与"今病"关系问题做了探讨，具体内容可归纳如下。

其一，医家执经不通，终使"古方"不合"今病"。例如，"古方治伏暑中暍，用白虎、五苓、柴胡、益元，以坠渗清利其热毒也。近世好事者，穿凿古人糟粕，不明天人，今夫例谓盛夏阴气在内，不用寒凉。"王珪通过其对《素问·四气调神大论》之"春夏养阳，秋冬养阴"说的理解，认为

"执经不通者，虽不误医，亦能误事。据方之士，虽或误中，多致误伤"。需要注意的是，"春夏养阳，秋冬养阴"说旨在强调中医学的顺时养生思想，王珪则从治则治法角度解释认为，"春主发生，阳气在上，可行涌法，涌者，吐也。冬主闭藏，阳气在内，可行荡法，荡者，泻也。"并进一步从病家角度指出："盖人之血气，本无寒暑，因天地之寒暑，而为舒荣闭塞也。及乎酒家溢饮，则虽穷冬，亦呕哕终宵。伤寒家邪气入脏，则虽盛夏，必用硝、黄矣。且伤寒内热者，小便赤涩。今夫夏月安居之人，小便尤其赤涩也。"正因如此，"若耽食沉李浮瓜，恣餐冰鲜腥脍，或挑商走贩，篙子车夫，奔驰急务之人，乘饥饮水，食寒伤脾，泄泻、霍乱、转筋、四肢厥逆、呕吐清水，始用姜、桂、术、附之药。"然而，"方今世俗，平居盛夏。例以五苓、大顺合服之，是所谓引贼归家者也。盖燥热相从，物之性也。以其治暑，不亦谬乎。"

其二，医家执方不精，标本不得，终使"今病"变成"坏证"。王珪首先分析了"小柴胡汤"误用所致"坏证"，他认为，小柴胡汤在三百九十七法中，用之清里解表，第一药也。然而医家妄投此方于"六脉迟细，表里无热者，遂使后人是非。然而或因好事者，增于其书，亦未可知"。其次，王珪对于《太平惠民和剂局方》之人参养胃汤的适用病证予以分析，强调此方"辛甘燥热之剂，专主内伤生冷，外感风寒之暴证，三日已前，则可以发表温中。近世士夫庸医，不问日数传染，是表是里，始终服之。遂成阳毒而不救，或热厥入深，荏苒成瘵者有之"。此外，王珪力倡"古方"使用，应依据标本先后缓急之活法，并举临床治疗所常见"坏证"之案例，如："近岁夏秋之间，酷暑郁烁，人多伏热，痰涎流注脾胃，遂为腹痛，方书不载，医者不通，便为感寒。遽用乌附姜桂，抱薪救火，立为燥卒矣。"

其三，医家不识病源，不辨病体，终使"今病"不应"古方"。王珪认为造成"坏证"另有一种情况，即"寒热往来，头痛干呕，胸膈闭，腹胁痛，小柴胡汤主之。或者不拘春夏，曾无饮食之伤，类云停食感寒，即用姜附治之。至于日月之久，更医数四，仍曰停食感寒，往往如是，故坏证颇多"。究其原因，多为医家不识病源所致，并补充说："亦有以结核为瘰疬，指风毒为脚气者。"此外，有病"上盛下虚"者，但是当时医家不识病源，"不问壮年烦壅，或老而气血未衰，才见痰多耳鸣，不解中脘关格，即服僭燥丹药，名曰镇坠，久则阳亢阴消，果为下虚矣"。王珪对此病机变化做了解释，即"人之有病，则脾不转输，故不食而不饥，但治其病，胃气自回。故仲景三百九十七法，不言开胃补虚，盖虑其热复也。惟虚寒脱泄病后，食不复常者，可以燥脾。今之病家贪生，医人把稳，急于开胃。故《经》云：旧病未去，新病又来，药作祟也。"此番见解，非不经临床反复实践所能得悟，亦应是其临证失败教训和成功经验的如实写照，可以给后学者以启迪和警戒。

2. 论用药难明

王珪有感于医生临床不识病源，束手无策，盲目处方，胡乱用药的困境，分析了当时医家用药难明的具体原因。

其一，古今病名变化误导，或世俗之传差误，用药应区别对待。王珪认为，古今医家著作中病名记载不详可以误导医家临证用药，例如，"痢"与"泻"之不同，"今人名为痢者，古方谓之滞下。滞者，乃不利之义也。今之痢字，古方无之。盖利者，不滞之谓，伤寒法中之泻证也。义既不明，则用药大有径庭矣。况道听途说，无非臆论。谓某人久痢，百药不效。忽曰思某物吃，一餐而愈。后人效之，多致强为。殊不知其滞下之积将尽，肠胃之气已清，脾元顿回，而一旦思食，故食之而愈也。"再如，王珪对于世俗所传"回痰胜服药"的评价，此说本是据庄子所云"既以为物，欲服归根，不亦难乎"而言，王珪断然指出："盖痰以败津所结，咽入脾胃，不复为津矣。但毋令远唾伤气可也。"

其二，古今医书记载欠详，或学医者难以辨识，终致用药难明。王珪有感于当时所见医书对于疾病鉴别诊断记载欠详，造成初学医者难以分辨使用，以致选方用药难明。例如，与发热相关的"伤寒者""发热者""潮热者""内热者""郁热者""骨热者""身体不热不痛者"各有病机，治法用药岂能相同。以"身体不热不痛者"为例，此病本为"上壅肺实，伏痰气闭"所致，"因风因寒，因天色阴晴交变，湿热内郁，或涕唾稠黏而喷嚏，或痰涎壅塞而气急发作。日久而不愈，则亦能头疼身痛，自汗恶风寒也"。倘若"举世不明此证，但见鼻塞声重，俗云伤风，或云感冷，或云风发……学者一例为人发表，而肺气愈实，甚至有成水肿者，有成肺痈者也"。另如，"今人谓小便白浊者为虚寒，盖虚寒漏精，则溲多而滑者是也。其少而频，涩而痛者，膀胱蓄热，而谓之五淋证也"，以及"世人云因擪倒而中风，乃是因中风而擪倒也"。此番议论皆针对医家不察病机，分析病源所致，亦可导致用药难明的后果。此外，王珪引论当时所见本草类著作中"石膏""软石膏""寒水石""凝水石""方解石""鹅管石""马牙硝"等药物名称与功效的文字记载，认为"虽误无妨，盖药性大同小异，不可不别也"。显然，王珪认为医书记载欠详之弊端，亦是医家用药难明原因之一。

其三，古法失传，计量单位变化，市货之风不正、相袭之谬等致用药难明。除过医家对疾病认识不足以外，王珪还从治疗角度分析了医家临床用药难明的其他原因。就技术而言，随着唐宋时期方药研究的飞速发展，针砭技术的继承与发展开始走下坡路，即王珪所谓："中古之世，多以针砭补泻荣卫，近代罕得正传，故丸散之道大行。"尤其宋代局方盛行为人民治病提供了方便的同时，也给医家带来了诸多弊病。如许多医生治病拘泥于局方，且临床辨证不精，只知其常，不通其变，一旦遇上疑难大证，便束手无策，盲目处方，胡乱用药，岂有用药不误之理？此外，我国历代医药书籍中，关于用药计量单位的名称，虽然大体相同，但其具体的轻重、多少，往往随着各个朝代的变迁和制度的改革颇有出入，即王珪所说："春秋至汉，药论两，水论升。唐宋以来，始定以大剂不过五钱，用水皆以瓯盏。故药剂大小，瓯盏浅深，宜自消息。当以一盏为十分，煎去二三分，名曰七八分。若令用水二盏煎八分者，是该一盏八分，则误矣。若煎成一盏中八分者，药性过热而无效也。"这种按机械对应的方式将古代文献中的衡制单位"分"强行折算定值的做法，亦容易造成个别医家与司药人员受经济利益驱动，把药品单纯商品化，迎合病人心理随便处方遣药，即王珪所谓"市货之风，以多为贵，服饵之家，以少为嫌，世人好衒，医者趋时，习以成风，纵一齐人传之，则众楚人咻之矣。盖讹舛之弊，实害养生。好事者，不可谓古人皆贤，而今人皆愚。"王珪另补充有相袭之谬，例如，"狐臭者，皆因拔腋下之毛，为秽气入肺而然""石药须研极细，不然，则为砂淋"等流传甚广之谬误，皆可导致医家用药难明现象的发生。

3. 论治法方宜

早在《素问·异法方宜论》中，就有根据东、西、南、北、中各个地域自然环境的差异和生活条件的不同，各地居民的体质、病证和病因也随之不同，因而治疗方法也应因地制宜的论述。王珪在此基础上，进一步发挥说："故岐伯举五方之俗，发明九州之内，高下之宜，则一郡之间，郊郭之异也。风土寒燠不齐，则随方受气，惟疫病时行之有差耳。所谓四方之病，则处处有之，讵可以辞害义哉。盖道听途说，疑似之间，圣师答问，不可户晓。"其中，"所谓四方之病，则处处有之，讵可以辞害义哉"之说，不同于"因地制宜"说，应视为王珪对经典理论进行进一步推敲所得，同时也体现了他对经典理论的灵活性认识。基于此说，王珪举例说："假令有人于此，病痈疡疔肿者，以东方砭石之法治之，如今之火针之类是也。病七情内疾者，以西方毒药之法治之，如今之芫花、大戟、甘遂、巴豆、砒、硇①、乌、附、常山等药是也。病寒积中满者，以北方之法治之，如今之灸是也。病挛痹者，以南方之法治之，如今之针刺是也。病痿寒热者，以中央之法治之，如今之呼吸按摩摇筋摆骨者是也。所以察病人之劳逸疏密强弱之法也。"此处，"察病人之劳逸疏密强弱之法"，亦即"因人制宜"。此外，王珪客观地从医学地理学的角度对"南火""北水"说的临床指导价值进行了反驳，他认为，"岂有浮薄之俗，不恤病势，求水济火之急，需热散寒之窘，动以江河南北，附会圣人所谓天下之南北。执《经》迷旨，惑众伤生，此东家之西，为西家之东，何足以知奥义哉！且如江南扬豫之分，岂无高陵山谷，河北青蓟之野，安无海滨污下。"并举例予以论证。

案例 1

一日有一士人闻一医之名，则疾首蹙頞而怒曰："此人可杀。"余将谓其有大恶行也，遂从容扣之，则曰："恶其泻人也。"再询其所以，且知此医为人治伤寒，大便七日不通，谵妄狂乱，法当承气汤下之，或曰：因泻而死，或曰：不得泻而死。余即谓人曰：法当下而下之，下之而不愈者，不可治也。下之而不泻者，于医何罪？识者皆曰然也。(《泰定养生主论·正讹》)

按语：此案旨在说明如何正确选择与合理应用"因时制宜"，实施此法需医家在全面掌握患者病情、患者和药物的情况下，以临床辨证思维为基础。此外，人体的体质有阴阳寒热之别，脏腑气血的盛衰千差万别，治方选药必须因体质制宜，因病制宜，还有因时因地制宜，且必须在医生指导下进行。

案例 2

余尝过一人官之药肆，长揖就座。未久即愀然谓余曰："北人何故但用

---

① 硇：即硇砂。中药名。

硝黄。"余即领应之。徐徐问曰:"市货之药,共有几品?"医官曰:"不过日用常行者耳。"余历数大小麻仁丸、三黄丸、凉膈散、碧雪、紫雪之类。而斯人跃然起坐曰:"此等皆日消货也。"余即一笑而别。所谓硝黄果害人耶,则宜市货乎?果不害人耶,则临证用药,必有以也。何其人我哉。前所谓是非非是,小人之私心者是也。(《泰定养生主论·正讹》)

按语:此案旨在说明"因地制宜"说与"市货之风"之间的不协调性。按照《素问·异法方宜论》所说,我国西北地区,地势高而寒冷少雨,故其病多燥寒,治宜辛润;东南地区,地势低而温热多雨,其病多湿热,治宜清化。然而,北人但用硝黄之药,无非是说居住于西北严寒地区之人,药量可以稍重,而东南温热地区,药量就应稍轻而已,药肆之官知其然,而不知其所以然。

4. 论药治是非

"是非"是基于客观事实对事理的正确和错误的判断,但是对于医家的褒贬与评论,不免有口舌之争,因此,判断"是非"的标准几乎不可能"一言以蔽之",人们只能借助逻辑思维去全面、理性地认识。此处,王珪首先对当时本草类书籍所见诸多存在争议且仅为一家之谈的某些药物的药性与功用提出质疑,如,"医书以香附为妇人仙药,而御制熟水为上品,沉香熟水次之。近代以来,不原《本草》药性,而妄加其过,名曰耗气。谓某药泥血,某药是吐药,某药泥脾。及其自用,却称其德。谓《本草》云:能散结气者,能滋荣卫者,能治疟疾者,能补虚劳者。由是平地风波,而致使病者,荏苒为沉疴札瘵者矣。"显然,王珪对于当时个别医家擅自改编和新创自认为某些药物的药性与功效之事是持否定态度的。

其次,王珪例举其所治验医案以补充说明"是非"之争。如下例:

昔有一富贵老人,中风日久。一日托相知数辈,力求于余。既至彼,乃见名流列坐。试问其故。则曰:十日不得便渡,百法无效,敢问料理。

余问服麻仁丸否。主者曰：连日所服，不下二升矣。余笑曰：可谓多乎哉。利药虽多，内溏而后秘，当用下取，令作蜜兑碾皂荚细末于上，内后部①。又令炒盐研细，用翎筒挑盐末，吹入水道中，即时前后皆通，溲如墨汁，粪似铁丸，仍有薄粪津津然出，殊未痛快。则中有不悦者。余见机而变，遂谋脱身。次早轿马迭至，哀恳不已。故再赴。患者以两手握余两手于其胸，而仰顾余曰："某年老身肥，不幸中风，秘郁几死，昨以先生之故，稍宽三分，更乞用情，迟则不济也。"余令患家于市肆，取益元散一小贴，入瞿麦穗一捻许，煎服未几，众医拂袖而去。余出于掣肘也，岂得已哉。次日再招，既至，见其内人喜曰：夜来服药后，得小溲如墨汁半桶许，则大便津津之泄即止，溲行泻住，药之功也。余疾声应曰："不然，不然。内有结粪阻之，非比水泻证也。"遂托故辞之。次日不去，忽甲医至曰："子之飘然，诚为高尚，今早患人小腹肿痛，举室无措。未免乙医谮子用滑石，性寒而为冷气痛也。怆忙无以解纷，众医惭退。"余即对甲医诡骂乙医曰：愚不可及也。夫中风便秘，大坚大满，内外如灼，五实之证备矣，寒从何来。此乃日前利药攻透脏腑，夜来小便顿通，下部空阔，则溏薄药粪，骤然注下。其间结粪相杂，磊块聚楞于直肠，宛转不行，致使小腹肿痛也。甲医既退，乙医亦至，备如甲医之言，予亦如对甲讽乙之说，遂叩其所以。则曰：如子所论，果得结粪三二十块，药粪数升，恬然无事，别议招医，不胜闷抑，故来相告。遂别。此段猥琐，即非是己非人。盖临病活法，方书不载，医者诡诡，患家无断，舛讹错综之时，未有以明决之者。故书其略，以为不测辩惑之端。

按语：此案原载于《泰定养生主论·公论》，旨在告诫医家临证诊治应

---

① 内后部：指纳入肛门。

有灵活性，并非尽如方书所载，而且医家之间素有诋毁之陋弊，患家未知病情而难断其说，理当谨慎处理。观此案王珪治法，初诊时先问是否服用麻仁丸，考虑到利药虽多，内溏而后秘，当用下取，"令作蜜兑碾皂荚细末于上，内（纳）后部。又令炒盐研细，用翎筒挑盐末，吹入水道中，即时前后皆通"。复诊取益元散合瞿麦穗以淡利渗湿，使腑中内热从小便而除，溏便即止结粪而出，应是标本兼治正法。

5. 论祭祀之误

王珪于《泰定养生主论》一书结尾处撰《古今明训二道》以批驳祭祀祝祷之误，而强调养生重在个人心性修养上，以及安身立命，正确对待死生。

其一，王珪借汉代王充《论衡·解除》所记载《亡国怨祝》之明训，将身比国，讥讽国家将亡（人患疾病）时，不从内部或自身找原因，而去祈望祭祀祝祷。例如，"昔武丁之时，毫有桑谷，拱（共）生于朝，史占之曰：野草生朝，殷其亡乎！武丁恐惧，侧身修德，桑谷自枯，八纮之内重译而来，殷道中兴；帝辛之时，有雀生鸢于城之隅，史占之曰：以小生大，国家必王。帝辛骄暴，遂亡殷国。大抵妖祥之象，祸福由人，人之平生，不论贵贱，婚嫁筵宴，宁免烹割，积日累岁，或命逢恶耀，身犯灾危，则当谢以禳愆，岂宜再伤物命。"此外，王珪提倡珍爱生命，即"胎卵之情，爱生恶死，与我一也。我生他死，是诚何心哉。倘人以人而贱畜，则天亦以天而贱人，暴殄天物，祭之谁享，皇天无私，唯德是辅。但能反躬，则庆有余矣"。体现了王珪作为一个医家的仁爱精神。

其二，毗陵石刻刘漫塘先生的《尊天敬神文》，系王珪于姑苏（今苏州市）偶得。事实上，结合当时文化背景分析，不难发现，《尊天敬神文》实为一篇对宋代民间滥建祠庙、祭祀泛滥问题剖析的佳作，《尊天敬神文》反映了在医学对疾病病因认识深化的同时，仍有许多人将疾病看作是神的意志或上天的惩罚，或者从宗教的角度将病因看作是"罪孽"的化身，而采用"祭瘟""斋圣""乐神"等巫祝方法治疗。王珪认为文中所谓庙貌者怪象，"此乃五气乖戾之义，是必巫祝状为疠鬼之形，如历法之丧门吊客之类是也，聊为市民归向之所，初无大费"。"所云妄言祸福，杜绝亲识，遗怨先亡，冒禁烹宰，胁诱破家，余实见之。如文所论，义不为过。人能以此鞭心，勿堕其术，则可谓智矣。"可以看出，在巫祝文化影响下的唯心主义病因观所导致的妄滥之祭现象，对医疗行为的危害。需要注意的是，王珪于《尊天敬神文》之后，对于妄滥之祭之说进行了深入批判，并举例予以分析："曩在江东见一老叟，平生洁雅，言行端方。虽为市井之民，实通古今文典，耆儒伟士，莫不加敬。年将九旬，视听不衰，一日微恙就枕，家人不在，既而忽见老叟坐逝于床。子孙号呼，以硬物斡其口，久之张目四顾，再三叹曰：'可惜，可惜，吾正在杳然白光之中，逍遥长往，忽为群鸦乱啄吾口，不胜其痛而醒。'遂使家人观其所伤。复卧病数日，昏沉而卒。"王珪借用此例将其对养生"有主"之说集中于个人的心性修养上，即宋代理学家张载所说："生，吾顺事，殁，吾宁矣。"此外，王珪引"子畏于匡"之说，在于强调儒家的核心问题不在生死解脱，而在人的安身立命，所谓"生而得其所，死而得其所，则养生之道毕矣"。

王珪

临证经验

一、痰证诊治 🦩

中医对痰证的诊治，是中医药学术体系的重要组成部分。宋金元时期，伴随着中医学术的活跃与繁荣，痰证理论得到了较快的发展，此时期论痰治痰诸家中，以王珪、朱丹溪为突出代表。王珪在《泰定养生主论》中"备述痰证一条，以为方书补阙拾遗之式"，提出了自己独特的痰证学术见解，在痰证的症因方药方面颇多阐发，尤其"滚痰丸"一方对后世影响较大，被后世称为痰证鼻祖。

本节将从王珪论痰证之病因病机，痰之形、味、治，与朱丹溪痰证论治思想比较，以及王珪痰证学术思想对后世的影响等四个方面，对王珪有关痰证的学术思想予以探讨。

（一）论痰证病因病机

王珪自述，"余曩因多病，渐染成习，故稔知忧患情况，颇究医学浅深"（《泰定养生主论·卷三·素问节要叙论》）。数年之后，王珪参悟医经，著有"痰证"专论一卷，总结宋元时期流行的痰证理论，结合自己多年的临床所见，阐发痰证之病因病机。

1."素禀痰疾"说

王珪以自身为例，认为禀受于父母的"痰疾"，是人体罹患痰证的重要因素之一。其云："余自幼多病，莫识其原。或偏头风、雷头风、太阳疼。自襁褓以来，遍尝头风药，其病转增。直至出幼，诸证顿除。则为头眩目运，如坐舟车，精神恍惚……余自思父母俱有痰疾，我禀此疾，则与生俱生也。"并举"婴儿出腹，啼声初出，已有痰涎；又有大善知识，忘形忘骸，无思无虑者，顿抱痰疾"为据，进一步论证"素禀痰疾"之说，而且提出"一切男女大小素禀痰疾，其候往往不同，其状各各奇异"，告诫医家不可"固执一端而不通",并提出"痰因气结,气因痰滞"。王珪以自身所患痰证的实际情况,说明了痰浊体质与先天禀赋有直接关系。现代以来,随着中医体质研究的深入,提出痰湿体质的概念,人们对痰湿体质的形成原因、临床辨识、病机与防治的研究也取得一定进展,痰湿体质与疾病的关系也逐渐得到人们的重视。王珪的"素禀痰疾"说,对痰证理论与临床研究,特别是对痰湿体质研究,无疑具有一定的启迪意义。

2. "随机感应"说

王珪认为:"髓、脑、涕、唾、洟、精、津、气、血、液,同出一源,而随机感应,故凝之则为败痰"。其中"随机"者,包括因脾肺失司,气、血、津液、精等代谢障碍引起痰浊内生;因"饮食酒醪厚味而唾痰"而生的"味痰";因"事逆其意"的"气痰";因"饮食辛辣烧炙煎煿,重裀厚褥及天时郁勃而然"而生的"热痰";因"冲冒风凉不节之气"的"寒痰";因"感风而发,或风热怫郁"而发为痰证的"风痰"等。正如王珪所说:"素抱痰疾,因风、寒、气、热、味而喘咯咳唾,非别有此五种之痰。"因感受六淫之邪,或因情志不遂,或因饮食厚味等因素均可以导致痰病的发生,即所谓"随机感应"。

迄今为止,中医学界认识到,外感六淫、疫疠之气,内伤七情、饮食劳逸,瘀血、结石等致病因素是形成痰浊的初始病因。上述因素或直接影响津液代谢,或使相关脏腑的功能失常,导致津液代谢障碍而痰浊内生。例如外感六淫,或火热煎熬,或寒邪凝滞等,如《医碥》所说:"痰本吾身之津液……苟失其清肃而过热,则津液受火煎熬,转为稠浊;或失于温而过于寒,则津液因寒积滞,渐致凝结,斯痰成矣。"或湿浊留聚,如《症因脉治》所说:"坐卧卑湿,或冲风冒雨,则湿气袭人,内与身中之水液,交凝积聚。"或燥伤津液,如《症因脉治》说:"燥热之气干于肺家,为喘为咳,伤于肠胃,为痰为嗽,此外感燥邪作矣。"或因气滞、气虚,气不行津而津液不布，如严用和在《济生方·咳喘痰饮门》中说："人之气道贵乎顺，顺则津液流通，决无痰饮之患。调摄失宜，气道闭塞，水饮停于胸膈，结而成痰。"或诸种因素综合作用，而致痰浊内生，如《医学入门》所说："痰饮……皆因饮水及茶酒停蓄不散耳，加外邪、生冷、七情相搏成痰。"肺、脾、肾、三焦等脏腑对水液代谢发挥着重要作用，其功能失常是痰浊形成的中心环节。肺为水之上源，主宣降，通调水道，敷布津液。若外邪犯肺，气失宣降，津液不布，凝聚而生外感之痰浊；肺气不足，治节无权，水湿津液失于宣化，则痰饮恋肺；或肺阴不足，虚火煎熬津液，可发为内伤燥痰，故中医有"肺为贮痰之器"之说。脾为水之中州，主运化水湿。若外感湿邪，饮食失宜，致脾气阻滞不运；或内伤思虑，劳倦太过耗伤脾气，使脾虚不运，津液停聚或水谷精微不能正常输布转化，均可聚湿生痰。如《景岳全书》所说："脾家之痰，则有虚有实，如湿滞太过者，脾之实也；土衰不能制水者，脾之虚也。"中医亦称"脾为生痰之源"。肾为主水之脏，主管水液代谢的全过程。若肾开阖不利，水液排泄失司，停聚而为痰饮；或命门火衰，火不暖土，脾失温运而湿聚痰生；或肾阴不足，虚火灼津，煎熬津液而成痰。《古今图书集成·医部全录》第239卷曰："肾生痰多虚痰，久病多痰……非肾水上泛为痰，即肾火沸腾为痰，此久病之痰也。"三焦为"决渎之官"，三焦气化失司，则水道不利而为痰。《圣济总录》说："三焦调适，气脉平匀，则能宣通水液，行入于经，化而为血，灌溉周身；若三焦气涩，脉道闭塞，则水饮停滞，不得宣行，聚成痰饮。"此外，肝气郁结，气机阻滞，气不行水；心阳不振，行血无力，均可致湿浊聚积而成痰。但从继承的角度看，王珪对于痰病之病因病机的认识功不可没。

3．"六经痰病"说

王珪针对"因病而生痰者"之病机提出"痰之为病，不出六经"。在卷十四"痰证或问"中将足六经归属脏腑之气血津液病变与运气学说之"六气"合参，以证其说。例如："痰者，湿类也，属足太阴湿土所司。故肿满至极则必喘，痰喘至极则必浮。""肺为贮痰之器，痰实郁勃而湿热化，属乎少阴君火所司。""火盛金衰，木无以制，属足厥阴风木所司……痰乃败津结实之形，窒碍朝会隧道，气不流畅。""津既为痰，不复合气氤氲，停留肺胃之间，自为恶物，其冷如冰，积之日久，或咳不咳，或喘不喘，或呕哕涎沫，或不唾痰，或面青唇黑，四肢厥逆，或恶风，或恶寒，或头疼身痛，或多汗如雨，或即无汗，本因肺病，状若伤寒，属足太阳寒水所司。""因志不遂，忧思郁结，或因惊伏痰，或因伏痰怔忪，如畏人捕，怫勃至甚，火气上炎，性好夸大，坐卧反常，语言错缪，狂惑悲笑，逾垣上屋，邪阳独盛，膂力过人，属乎少阳相火所司。""中风者，涎浮痰凝，津不润下，大便燥涩。有伏痰者，肺气不治，腠理开阖失常，衣食辛热，或天气郁蒸，内外交烁而壅，或冲冒风寒，则毛窍骤闭，肺壅痰塞，甚至皮毛枯竭皱燥，并属乎阳明燥金所司。"此即"六经痰病"说。此说仿照仲景伤寒六经辨证图式，尝试简化痰证之病因病机，论理富有特点，构思甚为巧妙，却并未引起后人重视。

（二）论痰证症状及痰之形味色

王珪在《泰定养生主论·卷十四》中，总结个人求医经历与临床实践所见痰病临床表现，详述痰证症状及痰之形、味、色，即其所谓"余平生病痰，为人治痰，捞笼日深，讨论日久，备知其详，非图文具而已"。

1. 痰证的症状表现

痰证之症状变化多端，涉及多个脏腑。王珪认为，痰既形成，势必阻碍气机的运行，于是痰气相搏，使一身上下都能发病，即所谓"元气氤氲，荣卫之间，不容间发，上焦停痰，周流不利，气阻其中，奔溃四逸，随其所寓，缓急而为病也"。王珪在《泰定养生主论·卷十四》中记录的痰证临床表现近百种，涉及现代西医所称人体多个系统的疾病。

消化系统：噫气吞酸，咽嗌不利，呕吐涎沫，不思饮食，腹中虚气作声，上攻下注，干呕恶心，心下嘈杂，昼夜饮食无度，肠鸣下泄，滑脱溏泄，里急后重，痞满隔塞，腹胀，大便闭结，肠痈等。

呼吸系统：鼻塞声重，喷嚏连声，咽喉稠涎壅塞不利，胸痞气结，咳吐黄稠浊结，甚至带血，喘咳，肺烂痰臭，急慢喉闭等。

心血管系统：头眩目晕，心悸怔忡，怵惕不安，面青唇黑等。

神经精神系统：癫，狂，头痛，头风，精神恍惚，惊恐怵惕，心烦易怒，无端悲泣，口眼㖞动，鼻闻焦臭，言语谬错，寝梦刑戮刀兵，浑身习习如虫行等。

比较而言，其中涉及人体精神情志病候较多。即王珪所谓："若夫六气循经，则有淫情内外之因，六淫之病，当祖仲景专科；七情之方，虽有多门，原其本标，半因痰病。"因此，临床所谓"怪病多痰""百病皆生于痰"之说，大多以精神情志病候为主。

2. 痰之色泽形状

痰之色泽形状，属痰证的望诊内容之一。王珪认为，痰色有"寒""热"之分，痰形有"有形""无形"之别。其中，"一切气急喘嗽，咯痰吐涎"者为有形之痰，主要是指经过呼吸道咳出或消化道呕哕出的痰，多责之肺胃。痰之形，或稀薄或浊结，甚至带血，血败成黑痰；或为泡沫黏腻，或状若鱼泡，或如水浸阿胶，或似蚬肉，或如破絮，或如米粒，或如浆糊，或如臭脓等。此种痰有可视之形，是津液代谢后形成的病理产物。王珪驳斥前人所谓"痰清而白者为寒，黄而浊者为热"之说，认为痰色有清白、黄浊、焦黄、黑色、呈绿水黑汁、色如红柿等。其中，新生之痰疾，痰清而白；日久之痰，则"痰黄浊稠结凝于下，清白稀薄浮于上"；日久湿热郁怫，则"咯吐尽为稠黄者"。

另有"一切无痰不嗽不哕"的无形痰证，表现复杂多样，如见口燥咽干、大便秘结、面无血色、毛发焦槁、月经推迟等症状，系因气血津液既凝为痰，不能濡润三焦所致。可以为情志的改变，如"丧心丧志，或癫或狂"；可以表现为身体感觉的异常，如"但觉遍身习习不安，如卧麦芒之中，间有数处刺然如被虫毛所蜇"；也有皮肤病的表现，如"或浑身燥痒，搔之则瘾疹随生，皮毛烘热，色如锦斑"；还有一些其他如夜寐不安多梦，四肢肌肉疼痛，头痛眩晕，中风瘫痪等表现。无形之痰虽无物可征，无形可见，但作为新的致病因素却能引起机体特殊病理变化和复杂的临床表现。后世医家进一步总结认为，痰气交阻，无处不到，内而脏腑，外至筋骨皮肉，影响多个脏腑组织。故痰之为病，致病部位十分广泛，故沈金鳌《杂病源流犀烛》说："痰之为物，流动不测，故其为害，上至颠顶，下至涌泉，随气升降，周身内外皆到，五脏六腑俱有。"同时，其病变多种多样，临床表现异常复杂。如痫病乃痰所致，平时病人无明显症状，一旦因痰浊内动而发作时，则突然昏仆，四肢抽搐，牙关紧闭，口吐白沫。又如中风痰厥，表现为口眼㖞斜，舌强不语，半身不遂等。《济生方·痰饮》说："其为病也，症状非一，为喘，为咳，为呕，为泄，为眩晕、心嘈、怔忡，为寒窍、寒热、疼痛，为肿满、挛癖，为癃闭、痞隔，未有不由痰饮之所致也。"杨士瀛《仁斋直指方论·卷七·痰涎》也指出："是痰为恙，为喘，为嗽，为壅，为呕，为眩晕，为风痫，为狂迷，为忪悸；或吞酸，或短气，或痞隔，或肿胀，或寒热，或疼痛，痰实主之。"所以有"百病多由痰作祟"之说。

3. 痰之气味

"一切痰涎，各有气味"，痰之气味，亦即痰证之问诊。王珪强调在痰证的辨证上应注意询问病人之痰味，注重将痰之形、色、味三者有机地结合起来加以分析。其以淡、恶分痰味，认为痰色"清白者味淡，日久渐成恶味"。同时，还常结合痰之形以判断其味，"如蚬肉、破絮、米粒之类者，其味咸，能使人味咯咽痒。如熟糯、桃胶者，其味咸、酸、麻、苦、辣、涩，腥臊恶气，往往不一"。王珪通过问诊病患痰味之淡恶、单一与相兼来判断病性、病情，提出"其味相兼者，兼病；其味单行者，单病"的观点。如味淡则病轻，病久则味恶；痰味相兼则症状繁多，病情复杂，难以速愈，而痰味单一者病情轻浅，易于恢复。王珪对痰之形、色、气味辨析之详细，在古代医家中可谓独具特色。

4. 痰证之脉息

王珪认为，"脉者，元和之气象，荣卫之安危也。其道具于《素问》，而其诀明于《脉经》"（《泰定养生主论·卷六·论脉》）。王叔和《脉经》所论诸般脉象与痰有关者，如"寸口脉滑，阳实，胸中壅满，吐逆""寸口脉弦，心下愊愊，微头痛，心下有水气""关脉滑，胃中有热""关脉弦，胃中有寒""脉偏弦者，饮也。肺饮不弦，但喜喘短气"等。因此，历代医家辨"有形之痰"脉皆以弦、滑为多，对于"无形之痰"脉则变化难辨，此亦"怪病多痰"之先声。对此，王珪认为，"痰凝气滞，关格不通，则其脉固有不动者，有三两路乱动，时有时无者，或尺寸一有一无者，有关脉绝骨不见者，或时动而大小不常者，有平居之人，忽然而然者，有素禀痰而不时而然者，有僵仆暴中而然者，皆非死脉也"（《泰定养生主论·卷六·论脉》）。

（三）论痰证治法方药

关于痰饮的治疗，《金匮要略》可谓开其先河，提出了"病痰饮者，当以温药和之"的治疗原则。但隋唐以前，痰与饮无明显区别，医家所论以饮病为主，《金匮要略》所论痰饮乃属于饮病分类之一。《诸病源候论》首先将痰饮分开，认为两者在病因病机、证候上都有不同，将痰饮分为"诸痰候"与"诸饮候"进行论述，言"痰者，涎液结聚，在于胸隔；饮者，水浆停积，在膀胱也"（诸病源候论·卷三·虚劳痰饮候）。《备急千金要方》丰富了痰证的治疗方法，记载了治痰名方温胆汤。宋代杨士瀛《仁斋直指方论》将痰与饮明确区分开来论述，认为痰病的生成主要因于气的调畅与否，所谓"血气和平，关络条畅，则痰散而无；气脉闭塞，脘窍凝滞，则痰聚而有。痰之所以发动者，岂无自而然哉？风搏寒凝，暑烦湿滞，以至诸热蒸郁，啖食生冷、煎爆、腥膻，咸藏动风发气等辈，皆能致痰也"（诸病源候论·卷七·痰涎）。其后，严用和在《济生方·痰饮论治》中提出"人之气道贵乎顺，顺则津液流通，决无痰饮之患"，开后世"行气消痰"之法门。王珪在继承前人经验的基础上，提出"痰乃败津结实之形，窒碍朝会隧道，气不流畅"，并提出相应的治法方药。

1. 痰证的治法

王珪在《诸病源候论》《济生方》等医论的影响下，对病痰饮诸症，体察甚细微，认为痰之为病，随气而阻，致病广泛，变化多端。痰证发生可由六淫、七情、饮食、劳倦等引发，亦可由脏腑病理变化影响气、血、精、津液的运行转化而成变，即所谓"因病致痰"和"因痰致病"。据此，王珪认为痰证治疗应分清病变发生的先后顺序，由痰而引发的其他疾病，需要先逐痰；若由他病而引起的痰证，需要先治疗他病而后逐痰。即"因痰而致病者，先治其痰，后调余病；因病而致痰者，先调其病，后逐其痰"。至于痰病治法，王珪虽然力倡"痰之为病，不出六经"，其具体方法，如"足太阴湿土所司，在方则有理气消肿之药""属乎少阴君火所司，在方则有除热清剂""属乎少阳相火所司，在方则有镇心宁志之剂"等，均"不言痰也"。王珪认为在治疗痰证时，虽有标本缓急之分，但只要疾病发展过程中出现了"败痰""伏痰""老痰"等，则需祛痰化痰，痰消则病退，即"有其在本则治其本，有其在标则治其标，其有败痰既下，诸证悉痊者"。由于王珪对于痰火诸症的研究尤为精辟，故泻火逐痰成为其治疗痰病的主要方法。

2. 痰证之方药

王珪独创治痰三方，其中，滚痰丸倍受历代医家所推崇，《古今图书集成·医部全录》称其"论证有旨，于诸痰诸饮夹火为患，悉究精详，制有滚痰丸最神效"。滚痰丸方中大黄苦寒，荡涤痰热，开下行之路；黄芩清上焦痰热；礞石甘咸重坠，善攻陈积伏匿之老痰；气行则痰行，配沉香芳香辛温，行气调中。王珪尝云："余尝用一药，以愈诸痰，不可胜数矣。"明代张介宾曾对此提出过批评，其云："善治痰者，唯能使之不生，方是补天之手。然则治此者可不辨其虚实而欲一药攻之，如王隐君所论内外百病皆生于痰，悉用滚痰丸之类，其亦但知目前之利而不知日后之害哉？"张介宾此言确为明达之论，以滚痰丸一方而通治诸痰，是欠妥的。滚痰丸应为据"痰热胶结"病机所立苦寒攻逐之剂，对于虚痰、寒痰、湿痰、燥痰等，即非其所宜。临床更须中病即止，不可多服，更不可常服，对于身体虚弱者，当慎用。

王珪另制有豁痰汤与龙脑膏二方。其中，豁痰汤本是王珪为与滚痰丸"相副"所制之方，此方由小柴胡合前胡半夏汤化裁而成，取效清疏温利。王珪对于此方甚为自信，甚至认为"一切滚痰气之药，无有出其右者"。另制龙脑膏（含剂），方由薄荷、赤甘草、缩砂、防风、白豆蔻、苦桔梗、川芎等组成，系王珪专为年高不任逐利之痰病患者所制，炮制巧妙。临床新应用的研究，显示此方尤其适用于兼有上焦风痰热壅，咽膈不利等症状者。

3. 调养宜忌

王珪在《泰定养生主论·卷十四·痰证》中，提出治痰应注意饮食宜忌，即"痰忌"。他认为："胡椒、干姜辛辣，烧炙煎煿性热等物，发痰助壅。合锅热面，大发风痰，必须过水离汤，还汁令热，食之无毒。芋头、山药、鱼腥、油腻、黏滑等物，惹痰不利肠胃。"有些食物过于滋腻，容易滞碍脾胃，如"熟鸡、鸭蛋、熟栗子，但是酥腻之物，滞膈闭气生痰"，素有痰疾者，在饮食上应当常食"清凉果木"，但暴感风寒之痰病者，应禁食之。

（四）王珪与朱丹溪痰证理论比较

与王珪同时期医家中，以论痰治痰称著者，另有金元四大家之朱丹溪（1281—1358）。在王珪开始撰写《泰定养生主论》的次年，即元泰定二年（1325），45岁的朱丹溪正式拜河间学派的三传弟子罗知悌为师开始学医，数年之后，丹溪医学成就突出，名声远播。至今有关丹溪的专项研究一直在进行，并且取得了可喜的成果。尽管王、朱二人生卒相近，但史料并未见有关二人切磋技艺或医学交流的记载。通过查阅文献发现，在朱丹溪论治痰证的相关文献中，《丹溪心法·卷二·痰十三》说："又王隐君论云：痰清白者为寒，黄而浊者为热……又清白者气味淡，日久者渐成恶味，酸辣腥臊焦苦不一。"此引用了《泰定养生主论·卷十四·痰证》的内容。有鉴于此，有必要对王珪与朱丹溪及其门人有关痰病诊治思想予以对比，以补正对王珪痰证学术思想的认识。

1."痰生百病"与"百病兼痰"

王珪认为，痰既形成，势必阻碍气机的运行，于是痰气相击，使一身上下都能发病，即"痰生百病"。痰证的具体类型，虽有风痰、寒痰、热痰、气痰、味痰等五痰之论，但他却认为"此皆素抱痰疾者，因风、寒、气、热、味，而喘咯咳唾，非别有此五种之痰"。其着眼点是从病因角度而论，认为痰病可由先天遗传而来，称为"素禀痰疾"；也可由后天因素，如六淫、七情、饮食、劳倦等"随机感应"而成"败痰"；或由其他病变影响转化而成，即"因病而致痰者"。其中，与七情相关之痰病症状变幻莫测，病者不能喻其状，方书未尝载之，即"七情之方，虽有多门，原其本标，半因痰病"，王珪将此类痰疾称作"怪病"。后世所云"百病皆因痰作祟"，实倡导于王珪。

朱丹溪认为，"百病中多有兼痰者，世所不知也"（《丹溪心法·卷二》），提出痰证有风痰、寒痰、湿痰、热痰、郁痰、气痰、食痰、酒痰、惊痰、虚痰、老痰等种类。其中，因六淫客于肺卫，腠理闭塞，气机失于通调，津液郁而成痰，或因久居湿地，湿从下淫，郁久成痰，故有"风痰多见奇证"与"湿痰多见倦怠软弱"（《丹溪心法·卷二》）之说；"因痰饮随气上，伏留于阳经，遇火则动，或七情郁而生涎……眉目疼痛，目不欲开"（《丹溪手镜·卷中·眩晕》），"无痰则不作眩，痰因火动"（《丹溪心法·卷四·头眩》）而病眩晕；因瘀血阻滞，气涩生痰，即"痰挟瘀血，遂成窠囊"（《丹溪心法·卷二》）；因阴血亏乏，阳盛气浮，升降无序，则气血滓液不化精而生痰等。此外，朱丹溪受李东垣脾胃内伤学说的影响，认为脾气健运是机体津液正常输布的关键，"中焦有痰则食积，胃气亦赖所养，卒不便虚，若攻之尽，则虚矣"（《丹溪心法·卷二》），提示了脾气不健，湿聚成痰的病机。

对比而言，"痰生百病"与"百病兼痰"两说，均着眼于痰证之因，强调审症求因，关注对痰导致人体气机失调所致诸多病变机理的解释。不同之处，王珪所论痰证更以情志精神病变为主，且发挥颇多，而朱丹溪力主"六郁"之说，认为"气血冲和，万病不生。一有怫郁，诸病生焉"（《丹溪心法·卷二》）。但是，王、朱两人论痰大要皆以理气为主，所重在气，可作为根本性的不易之理。

2."泻火逐痰，调理气机"与"治脾为本，顺气为先"

对于痰证的治疗，王珪力倡"因痰而致病者，先治其痰，后调余病；因病而致痰者，先调其病，后逐其痰"，其治虽分先后，但必须以祛痰为原则。王珪提出"治痰必先理气，气顺痰消"之法，但从滚痰丸的组方与适用范围可推知，王珪主张"泻火逐痰，调理气机"，即所谓"内外为病百端，皆痰所致，其状不同，难以尽述。盖津液既凝为痰，不复周润三焦，故口燥咽干，大便秘结，面如枯骨，毛发焦槁。若能逐去败痰，自然服饵有效"。

朱丹溪认为脾为生痰之源，脾气虚则湿盛，痰易生而多，脾病湿盛为痰之本源，故实脾土，燥脾湿，助中焦之转输，乃绝痰之源的治本之法。基于此，朱丹溪治痰，处方用药多以燥湿健脾为主，亦即"实脾土，燥脾湿，是治痰之本法也"（《丹溪心法·卷二》）。此外，朱丹溪也强调"善治痰者，不治痰而治气，气顺则一身津液随气而顺矣"（《丹溪心法·卷二》）的原则。在其所制祛痰诸方中，多配伍行气之品，如陈皮、香附、枳壳、木香、枳实等。除用药伍用行气之品外，亦重视调理人体气机，纠正七情之偏。此即所谓"治脾为本，顺气为先"。

显然，王珪与朱丹溪在痰证治法上，均重视对痰所致"气机不畅"的调治。王珪注意到了"握病机，推标本"，但在治疗上对"热痰胶结"所致疑难杂症的治疗，为后世医家带来了许多启示。朱丹溪治痰则以治脾为本，相因权变，各随其宜，临证时方可做到机圆法活，对于痰证辨治思路之拓展不无裨益。

3."一方通治"与"辨证论治"

王珪有"痰生百病"之论，致病症状往往不可名，或头目眩晕，阻滞清窍，或停留胸膈肠胃，嘈杂痞闷，咽嗌不利，或心下如停冰铁，或梦寐奇怪之状，或腰背四肢筋骨疼痛，或胸腹间如有气交纽，噎息烦闷，或发癫狂痉痫，或毛发焦槁，月水不通，等等。王珪曾对此有专篇论述，特制滚痰丸一方通治痰疾，亦即"一方通治"。此方经王珪以后医家的不断实践与完善，目前已经成为较为成熟的方药，得到多数医家的肯定和推广。此外，如何使滚痰丸在治疗痰证上"有的放矢"，王珪给出了加减方法。如：实热老痰，原方直入；若兼阴虚，则兼用"生津化痰"药；阳虚之体，常佐以"温中理气"之品，并指出或用"豁痰汤加减之妙"；有的则辅以外用药，如颈项结核穿溃者，外用"银粉散敷之"等。

朱丹溪治痰则以二陈汤为基本方，根据痰在人体的不同部位和痰的性质不同，在具体用药上，结合辨证状况加减方药，突破了"一方通治"，转为"辨证论治"。如：湿痰，用苍术、白术类；热痰，用青黛、芩、连类；寒痰，用二陈类；风痰，用南星、白附类；老痰，用海石、半夏、瓜蒌类；食积痰，用神曲、麦芽、山楂类。丹溪还根据自己的研究与实践，提出"痰在胁下，非白芥子不能达；痰在皮里膜外，非姜汁、竹沥不可导达；痰在四肢，非竹沥不开；痰结核在咽喉中，燥不能出入，用化痰药和咸药软坚之味"（《丹溪心法·卷二》）。此外，还侧重区别化痰药物作用的强弱，一般痰浊用陈皮、半夏、瓜蒌、贝母；重者用南星、枯矾、竹沥；久者用海浮石、皂角子等。

综上所述，朱丹溪治痰方法较王珪用滚痰丸通治之法有了进一步发展，其对于滚痰丸的应用，根据病情表现而予以变通，使理、法、方、药更为契合。如明代江瓘在《名医类案·卷五·遗精》选录朱丹溪治案数则，其中与滚痰丸有关的治案，有以下两则：

"一男子，脉洪，腰热遗精。用沉香和中丸下之，导赤散泻其火而愈。乃知身热而遗者，热遗也（按：沉香和中丸，即王中阳之滚痰丸）。"

"一壮男子，梦遗白浊，少腹有气冲上，每日腰热，卯作酉凉，每腰热作，则手足冷，前阴无气来耕，腰热退，则前阴气耕，手足温，又且多下气，暮多噫时振，隔一旬、二旬必遗。脉旦弦搏而大，午洪大（琇按：木火为病），知其有郁滞也。先用沉香和中丸大下之，次用加减八物汤下滋肾丸百粒。若稍与蛤粉等涩药，则遗与浊滋甚，或一夜二遗。遂改用导赤散大剂并汤服之，遗浊皆止。"

丹溪治案均有取滚痰丸"下火"之法。其辨证为木火气郁之"热遗"，先以"沉香和中丸大下之"，终以导赤散收功。

另外，《名医类案·卷五·遗精》同篇选录《泰定养生主论·卷十一·童壮门》"治童壮男子妇人，血气太过，致生他证二案"之一：

"王中阳治一石工，丁年，忽病头目不利，肩背拘急，合目即便泄精，四肢沉困，不欲执作，梦寐不宁。每作虚治，罔效。王治之，使其翘足而坐，则其股足随气跳跃，如脉六动，其脉亦过位，长实有力。遂用凉膈散、青木香丸互换，疏导三五次，更服三黄丸，数日寻愈。"

王珪治案病患遗泄，系体质血气刚强，其辨证理据"气有余便是火"，脉症相参可见内热郁滞。法取泻实火行郁气，方选凉膈散意在泻火通便，清上泄下，或选青木香丸以宽中利膈，行气消热。另配三黄丸下清积热。盖因此"火"非痰热所致，王珪并未取效于滚痰丸。

（五）滚痰丸组方与功效今评

滚痰丸，作为实热痰证之主方、异病同治之代表，其主治病症之多、适用病种之广，已超出传统"痰饮"病变之范围，加之其组方巧妙，令人深思难解，且功效奇特，所治丰富，故历代医家对其推崇备至，并从不同的角度加以阐述与发明。在此对有关滚痰丸组方与功效的古今文献进行比较系统的整理，力求去粗取精，博采众长，以期对于开拓滚痰丸临床应用思路有所裨益。

1. 源流发展

滚痰丸始载于《泰定养生主论》，后经《玉机微义》首次转引，受到明清医家关注，如《证治准绳》《丹溪心法附余》《景岳全书》《摄生秘剖》《医宗金鉴》等均收载此方并有所议论。

在方名上，有称沉香滚痰丸者（《墨宝斋集验方·卷上》），有称礞石滚痰丸者（《痘疹金镜录·卷上》）。

在适应人群上，《泰定养生主论》提出"水泻双身却不任"（《泰定养生主论·痰证》），虞抟《医学正传》补充说："夫滚痰丸，止可投之于形气壮实，痰积胶固为痰者；若气体虚弱之人，决不可轻用也。"

在应用依据上，《泰定养生主论》以"口燥咽干""大便秘结"为据，

《张氏医通》又加"舌红、苔黄、脉滑",更有助于临床运用。

在服用方法上,《泰定养生主论》以吞服和含化为主,主张"服药必须临睡就床","多半日不可饮食汤水,及不可起身坐行言语,直候药丸除逐上焦痰滞,恶物过膈入腹,然后动作,方能中病"(《泰定养生主论·痰证》)。《证治准绳·类方》提出用"百药煎"送服,谓"此丸得此药,乃能收敛周身顽涎,聚于一处,然后利下,甚有奇功"。《景岳全书·古方八阵》云:"凡服滚痰丸之法,必须临卧就床,用热水一口许,只送过咽即便仰卧,令药徐徐而下。服后须多半日勿饮食起坐,必使药气除逐上焦痰滞恶物过膈入腹,然后动作,方能中病。或病甚者,须连进二三次。"

在制方研究上,开始关注礞石治痰丸的加减变化以及以"泻"祛痰的扩展,如清代《惠直堂经验方》所载礞石化痰丸,即在王珪方基础上,另入半夏、陈皮,主治一切痰证而偏于热者。而《治疹全书》卷下之礞石利痰丸、《幼科余针》卷上之礞石滚痰丸等配伍巴豆霜以增其攻利之势,并入行气祛痰之品等。

总之,礞石滚痰丸对后世治疗痰病之理、法、方、药的制定影响深远,备受重视。

2. 药性气味

王珪在《泰定养生主论》卷十四中以歌诀的形式描述滚痰丸的组方用药剂量与用药禁忌:

"甑里翻身甲挂金,于今头戴草堂深。相逢二八求斤正,硝煅青礞倍若沉。十七两中令半两,水丸桐子意常斟。千般怪证如神效,水泻双身却不任。"

方由酒蒸大黄、黄芩(各八两)、青礞石五钱(与焰硝同煅五钱)及沉香五钱四味药组成。

其中,"礞石气平味咸,其性下行,阴也沉也,乃厥阴之药。肝经风木太过，来制脾土，气不运化，积滞成痰，壅塞中上二焦，变生风热诸病，故以此药重坠。制以硝石，其性疏快，使木平气下，而痰积通利，诸症自除"(《本草纲目·金石部》)。其特殊之处在于，方中所用之礞石为青礞石，且要求经火硝煅而入药，以硝石疏快之性加强青礞石平木气、下痰积的作用。大黄性苦寒，荡涤实热，开痰火下行之路，如《神农本草经》所云："荡涤肠胃，推陈致新，通利水谷。"黄芩苦寒，善清肺火及上焦之实热，如《成方便读》所言："黄芩之苦寒，以清上热之火；大黄之苦寒，以开下行之路。"沉香仅用半两，辛而苦温，既可行气开郁，降逆平喘，令气顺痰消，又可以温性而制约大黄、黄芩之寒凉，以防过于苦寒损伤中焦脾胃。四药合奏泻火逐痰之功，药简而效宏。如吴谦《医宗金鉴·删补名医方论》所云："二黄得礞石、沉香，则能迅扫直攻老痰巢穴，浊腻之垢而不少留，滚痰之所由名也。"

3. 组方原理

历代医家对滚痰丸组方原理的认识略有不同，其分歧主要集中于"痰""火"两端，各有偏重。

主"痰"者，如清代吴崑《医方考》言："实热老痰，此方主之。大黄能推荡，黄芩能去热，沉香能下气，礞石能坠痰，是方乃攻击之剂，必有实热者始可用之，若与虚寒之人，则非宜矣。又礞石由焰硝煅炼，必陈久为妙，若新煅火毒未除，则不宜服。"清代罗美《古今名医方论·卷四》认为，滚痰丸为"治实热老痰之峻剂，虚寒者不宜用"，并转载柯琴言："二黄、礞石禀中央之黄色，入通中宫者也。黄芩能清理胃中无形之气，大黄能涤荡胃中有形之质……二黄以滋润之品，只能直行而泄，欲使委曲而导之，非其所长也，故选金石以佐之。礞石之燥，可以除其湿之本，而其性之悍，可以迅扫其曲折依伏之处，使秽浊不得腻滞而少留，此滚痰之所由名乎！又虑夫关门不开，仍得为老痰之窠臼，沉香禀北方之色，能纳气归肾，又能疏通肠胃之滞，肾气流通，则水垢不留，而痰不再作，且使礞石不粘着于肠，二黄不伤于胃，一举而三善备，所以功效若神也。"

主"火"者，如《医宗金鉴·删补名医方论》言："治痰者，以清火为主，实者利之，虚者化之……王隐君制礞石滚痰丸治老痰一方，用黄芩清胸中无形诸热，大黄泻肠胃有质实火，此治痰必须清火也。以礞石之燥悍，此治痰必须除湿也；以沉香之速降，此治痰必须利气也。二黄得礞石、沉香，则能迅扫直攻老痰巢穴，浊腻之垢而不少留，滚痰之所由名也。"另如，唐宗海《血证论·卷七》言："痰者，水之所结也。肺胃火盛，煎灼其水，则凝而为痰……王隐君制此方，用黄芩清肺中无形之火，用大黄泻胃中实积之火，此治痰先清火，所以治其原也。然痰本水湿所成，故佐以礞石之悍燥以除水。痰之所留，气即阻而不利，故用沉香以速降之。二黄得礞石、沉香，则能迅扫直攻老痰巢穴，浊垢之处而不少留，此滚痰之所由名也。"

以上"痰""火"二说，均围绕滚痰丸全方作用特点而言。不同处，一言药势趋下以利痰，一言药性主寒凉以清热。言"痰"者，认为此方治痰之功在于礞石配伍大黄为峻下，佐沉香降气以导全方下行之势，在治法上突出了逐下顽痰的药物配伍。至于《古今名医方论》所引柯琴以脏腑五行相关解释滚痰丸方义确有不妥，可予以忽略。言"火"者，主张此方"治热以寒"（《素问·五常政大论》），以黄芩、大黄清热降火，使痰火下行；礞石之悍燥以除水（除湿）；又恐降泻之力不足，遂用沉降之沉香，导上攻之痰随气下行，则气机得畅，升降有权。综合此二说，邪实可下，火热当清，方剂配伍当以泻火逐痰为主要目的。

清末唐宗海说："礞石必用火硝煅过，始能性发，乃能坠痰。不煅则石质不化，药性不发，故必用煅。"（《本草问答》）此也即李时珍所言"制以硝石，其性疏快，使木气平下而痰积通利"（《本草纲目·卷十·礞石》）之意。现代学者也提出，应该关注火硝与礞石同煅在滚痰丸中的配伍意义，认为硝石作为炮制礞石用的炮制用药，在方剂中的作用并不亚于大黄、黄芩和沉香，是方剂组成中的重要部分。药虽一味，却代表了全方相反相成配伍意义中"相反"药物的整个方面。

4. 应病脉证

滚痰丸为中医治痰名方，其适应脉证应不离"痰证"的实质。一般而言，"有形之痰"脉皆以弦、滑为多，对于"无形之痰"脉则变化难辨。也正因此，《脉诊·三指禅》曾言："惜隐君制其方，未言及于脉，医无所据，不敢轻用。"

关于滚痰丸应病脉象，目前至少有三种说法：其一，明·刘默在《证治百问·痰饮门》，专论"痰症之脉"时指出："浮大而滑者为风痰，濡软而滑者为湿痰，浮紧而滑者为寒痰，洪数而滑者为火痰，沉实而滑者为食积痰，浮弦而细滑者为痰饮，微弱而无力者为气虚痰，虚数而无力者为血虚痰，空大而无力者为水泛为痰。"其二，清·林珮琴在《类证治裁》中说："痰得涩脉，必费调理。以痰胶固，脉道阻塞也。左右关脉实大而浮，膈上有稠痰也，宜吐之，病人百药不效，关上脉伏而滑者痰也……《入门》曰：痰厥者，因内虚受寒，痰气阻塞，手足厥冷，麻痹晕倒，脉沉细也。"其三，清·陈修园《时方妙用·卷二》提出"凡痰脉多应于滑"，并另引《金匮要略·痰饮咳嗽病脉证并治》所谓"沉而弦者，主悬饮内痛"作为补充。笔者以为，痰为阴邪之一，随其潜伏之处不同，其脉证亦应千变万化，难以尽识。不过，若能识生痰根本，则能执简驭繁，知常达变。

明清医家曾就滚痰丸适应脉证，提出来许多可信的补充论证。例如《医灯续焰·卷二》，首次提出"痰""食"脉象："沉而有力，有物在里，非痰即食。""六郁多沉，滑痰紧食，气涩血芤，数火细湿……沉而滑，则有水有物，痰停之郁也。"进而分别对滚痰丸适应脉证展开分析。例如《医灯续焰·卷七》"癫狂脉证"提出："癫乃重阴，狂乃重阳。浮洪吉兆，沉急凶殃……然而兼痰、兼火、兼风者，常十之五。以三种兼证而较审之，则癫必多痰，而狂必多火、多风也。痰则多滞九窍。九窍从阴从脏，九窍不利，故多癫……宜滚痰丸、寿星丸。"《医灯续焰·卷八》"眩晕脉证"提出："诸风眩晕，有火有痰。左涩死血，右大虚看……有因于痰者……胸中痰浊随气上升。头目位高而空明，清阳所注。浊之气，扰乱其间。欲其不眩不晕，不可得矣。（或兼见吐痰呕饮、胸痞肠鸣等证。脉应滑。宜东垣半夏白术天麻汤、滚痰丸、玉液汤之类）"《医灯续焰·卷九》"腰痛脉证"提出："腰痛之脉，多沉而弦。兼浮者风，兼紧者寒……一种积痰停饮，阻滞于腰胁之间，有碍气道，亦能作痛。其痛或作或止，或移易不定，或不仁，或麻木，或痛处如冰，腰脊重坠。（宜导痰汤、王隐君滚痰丸之类）"另言："诸腰痛，脉多沉弦者，沉为在里，在下，弦则为痛，故多沉弦也……兼紧者寒，寒紧敛也。兼滑者痰饮，痰饮滑利也。"

5. 治证析鉴

王珪以滚痰丸主治实热老痰、顽痰怪症，并总结道："内外为病百端，皆痰所致。其状不同，难以尽述。盖津液既凝为痰，不复周润三焦，故口燥咽干，大便秘结，面如枯骨，毛发焦槁。若能逐去败痰，自然服饵有效。"（《泰定养生主论·痰证》）并且详细描绘了26类顽证，计有：癫狂、中风、阳证风毒、脚气、遍身游走疼痛、走刺气痛、遍身筋骨等处平白疼痛、头疼、牙疼、似伤寒而非伤寒证、噫气吞酸、怔忪、嘈杂或哕、痰气喘嗽、急慢喉闭、赤眼、腮颔肿硬、绕项热核、游走疼痛、心气冷疼、酒色吐血、月水愆期等。可贵的是，王珪强调服用滚痰丸时剂量不一，应视病证表现、患病新久、患者体质，以及服药后病势改变程度而定。如此一方通治，服法周详，实属前所未有。

经统计，《泰定养生主论》中涉及滚痰丸的病案共计15例，包括痢、心惊如畏人捕、恶闻响声、失志颠倒、腹痛、呕吐、胸闭不能进食、喘满、水肿、上壅痰盛、妇人失心等。举两案如下。

"恶闻响声"案:"有富室子弟,因忧畏官事,忽患恶闻响声,鞋履作声,亦即惊怖,有事则彼此耳语而已,饮食自若,举动无措。余令服滚痰丸二次,即能起坐应酬。再以豁痰汤,并《童壮门》中分心气饮,相间服之而愈。"

"失志颠倒"案:"有一相识官员为事,卒为公吏部集邻里直入其室搜索,此人因而惊死,其妻须臾苏省,失志颠倒,弃衣摸空,亲疏围绕,悲忧磋叹。余令服滚痰丸二次,下咽即睡,醒则热定矣。次夜又一服,仍用豁痰汤[1]加枳实,服数日即安。"

以上两案客观反映了王珪所谓"七情之方,虽本多门,原其本标,半因痰病"之说,亦即后世所谓"痰生百病"说。案一系忧思伤脾滋生痰浊,痰火扰心而致惊怖。方用滚痰丸清热,中病即止。续以豁痰汤清疏,后以分心气饮善后。案二系因情志过极,先因气血逆乱致昏厥,醒后心气涣散,神窍失养,热扰神明,故见"失志颠倒,弃衣摸空",方用滚痰丸清热,"下咽即睡,醒则热定"。续以豁痰汤加枳实清疏郁火,宽胸利气以善后。

另有学者对《张聿青医案》礞石滚痰丸案进行证候学分析,指出张聿青将礞石滚痰丸作为各种疾病出现痰热证的辅助用药。从现代医学角度分析,礞石滚痰丸最常见的应用指征是神志改变和大便秘结。礞石滚痰丸案涉及现代医学的传染病及神经系统、消化系统、呼吸系统和耳鼻喉科的多种疾病。

---

[1] 豁痰汤:王珪自制方。治一切痰疾。以小柴胡汤为主,合前胡半夏汤,以南星、紫苏、橘皮、厚朴之类出入加减。

二、方剂运用

宋元时期，在医学界学术争鸣的盛况之下，方剂学也得到了相应的进步。此期间流传较广者，既有官修的《普济方》《太平圣惠方》《圣济总录》等集大成巨著，又有众多各具特色的个人著述，如宋代许叔微《普济本事方》、张锐《鸡峰普济方》、陈言《三因极一病证方论》、严用和《济生方》、王硕《易简方》、王衮《博济方》、苏东坡及沈括《苏沈良方》、杨士瀛《仁斋直指方》以及元代危亦林《世医得效方》、沙图穆苏《瑞竹堂经验方》等120余种。此外，宋元医家还创制了不少新颖而灵验的方剂，如钱乙《小儿药证直诀》的六味地黄丸、导赤散、泻白散，刘完素《黄帝素问宣明论方》的防风通圣散、双解散，王好古《此事难知》引张元素的九味羌活汤，李东垣《脾胃论》的补中益气汤、当归补血汤、《东垣试效方》的普济消毒饮，朱丹溪《丹溪心法》的左金丸、大补阴丸、二妙散等。

王珪除制滚痰丸、豁痰丸、蒲醋膏、龙脑膏之外，另"搜采奇异，参校征效"，按照婚合、孕育、婴幼、童壮、衰老，次第列方。在此将原著中《杂治活法》《历用得效方》《时行民病证治》诸方一并归入此节，通过对其中部分选方出处、功效、剂量、注评和医案的分析，以探索王珪有关生殖、妇科、儿科、老年科等疾病的证治规律。

（一）婚合期相关疾病选方

王珪精选婚合期相关防治用方16首，包括：男女素禀虚寒方（2首）、妇人带下（1首）、经期腹痛（1首）、男女心气痛（2首）、男女病后方（2首）、妇人宫寒不孕或致滑胎方（1首）、妇人带下不孕或致滑胎方（1首）、妇人诸般杂症（1首）、男女阴阳易（2首）、妇人室女经期紊乱不孕（1首2方）、妇人劳伤致崩（1首）、治男女气疾（1首）。以下借助选方方义及适应病证将王珪临床治疗婚合期相关疾病辨证思路予以分类归纳。

1. 男子不育"素禀虚弱"论

王珪以"素禀虚弱"为理论基础，探讨男性不育症的治疗。

其一，新婚男女，素禀脾胃虚寒，血气亏虚，后天不能充养先天者，选方之戊己丸（出处不详，方见《普济本事方续集·卷一》）。

其二，素禀虚弱，肾气亏虚者，选方肾气丸（方见《金匮要略》引崔氏方）。

2. 女子不孕调经促孕

从王珪对女子不孕症选方用药来看，他认为正常女子不孕的主要原因是月经不调所致。

其一，禀受虚弱，血少气多，不能成孕。治宜补虚益血调经促孕，选方增损四物汤（方见《黄帝素问宣明论方·卷十一》）。

其二，带下病后经期紊乱，不能成孕。依据方义，或因"子宫不洁，服药难效""下取易痊，又且效速，而无伤脏气"，选方圣丹（方见《儒门事亲·卷十五》）、坐宣散（出处不详）以求外治；或因经期血行不畅，选方当归散（方见《儒门事亲·卷十五》），或因"大病之后，虚劳乏力"导致月经生化无源而经行不畅，方选双和散（出处不详，另见《医学发明》卷九），或因"病后食力未复，邪热未除，房劳虚损"所致月经紊乱，方选鳖甲地骨皮饮（又名秦艽鳖甲散，方见《卫生宝鉴·卷五》）；或因病后新瘥，"阴阳易"所致，选方猲鼠粪汤（方见《外台秘要·卷二》引《范汪方》）及烧裈散（方见《伤寒论》）；或因"妇人劳伤过度，冲任气虚，不能约制其经，崩中暴下，或鲜或瘀，连连不止，淋沥累月，形羸气劣"而致不孕者，方选滋血汤（方见《太平惠民和剂局方·卷九》）。以上因月事不调日久，迁延不能成孕者，选方三分汤（又名三分散，方见《儒门事亲·卷十二》）；或因精神刺激，如思虑过度损伤心脾，致心病不主血、脾虚化源不足不能经而致不孕。王珪将这种因精神刺激导致疾病的发生的过程称为"气疾"，选方分心气饮（方见《太平惠民和剂局方·卷三》）以调顺三焦，和脾和胃，充养气血而促孕。

其三，"子宫久冷，无子"，即所谓宫寒不孕者，选方孕灵丸（出处不详，原书载方无炮制规格及剂量，可据《普济方·卷三四三》所引杜仲丸补充）。

（二）孕产期相关疾病选方

王珪精选与胎孕产期疾病相关治方17首，自制1方。包括：胎漏腰痛（2首）、胎胞干燥，临产艰难（1首）、滑胎（1首）、胎热（1首）、妊娠癥瘕癖块（1首）、孕妇下痢（1首）、孕妇咳嗽（1首）、孕妇疟疾（1首）、护胎法（1首）、孕妇伤寒（2首）、胎死口噤（1首）、临产横生（1首）、新产瘀血（1首）、新产后产门不合（1首）、产后血证（1首）、产后一十八证主方（1首）等。以上选方间接反映了王珪治疗孕产期相关疾病的辨证思路，以下从王珪安胎选方以归纳其安胎治略。

1.素体痰湿血运不畅者

王珪选滑胎枳壳散（方见《太平惠民和剂局方·卷九》），并照旧说谓此方"养胎益气，安和子脏"。清代名医叶天士《本事方释义》释此方曰："凡妇人肥胖者，怀孕六月以后，常宜服之，庶不致于难产也。"由此推知，母病素体痰湿，气血运行不畅所致胎动不安，应选此方。所谓"养胎益气"之说，应是歪曲古人意而妄下断言所为。

2.因于湿热　胎孕不安者

王珪选黄芩白术散出处不详治妇人内热，胎孕不安，并言此方能"护胎清中，消痰进食"。比较而言，《丹溪心法·金匮当归散论》载言："妇人有孕则碍脾，运化迟而生湿，湿而生热，古人用白术黄芩为安胎之圣药，盖白术补脾燥湿，黄芩清热故也。"两说均可参考应用，但不能偏执。

3. 血渗肠间胎孕不安者

按照黄芩白术散对应病机思考，有妊娠胎热内炽，加之脾不健运，血得偏渗肠间，故下痢赤白，胎孕因之不安者。王珪选方三物汤（又名白术汤、痢下白术汤，方见《儒门事亲·卷十二》），即于黄芩白术散另入等份当归以引血归经，以安胎元。服三物汤后，血能归经，若见有肺络受热而喘嗽者，可加泻肺，降气，散血之桑白皮。

4. 消散癥瘕辨病安胎者

王珪选枳壳槟榔丸（见《黄帝素问宣明论方·卷十一·枳实槟榔丸》，另见《医方大成》），专治癥瘕痞块，有似孕妇者。此方药力虽不胜仲景桂枝茯苓丸，仍在理论上给人们治疗癥瘕似孕以启迪。

其余选方，虽多是小方，但用治妊娠产后外感内伤杂病门类较详，例如，治孕妇咳嗽不止之百花散（方见《儒门事亲·卷十五》）；治孕妇疟疾之独胜散（出处不详）；治孕妇一切有热之护胎法（出处不详，另见《普济本事方·卷十》引）；治孕妇伤风寒之灵根汤（出处不详），或治孕妇表里不解，或表解后内热不除，或寒热不除，或寒热往来之小柴胡汤（方见《伤寒论》）；治胎死口噤欲绝之佛手散（出处不详，另见《普济本事方·卷十》）；治横生（方见《儒门事亲·卷十五》）；治新产后恶露与血积之蒲醋膏（王珪自制方）；治新产后，产门不合之敛阴法（出处不详，另见《济阴纲目》卷十四引）；治诸血证之醋煮大黄膏（方见《儒门事亲·卷十五》）。

需要补充的是，王珪对其改制乌金散通治产后一十八证说较为自信。此方最早见于唐代咎殷所编《经效产宝》一书。另，宋代《太平惠民和剂局方》亦载黑神散通治产后十八证，但是两者组方不完全相同。南宋陈自明所编《妇人大全良方》记载："黑神散，又名乌金散"，"产后通用方与《局方》黑神散同。"并载言"有人选集为歌诀十八首，言语鄙俚，故不录。"由此可知，王珪将此歌诀十八首录入《泰定养生主论》，而且尝试对乌金散组方进行改制。此改制方却受到后人的认可，明代吴正伦《养生类要·济阴类》收录王珪改制后的乌金散方。

（三）婴幼儿相关疾病选方

依王珪《泰定养生主论》卷九所言："余遍览古方小儿一科，少得专门，虽有专书，则于婴幼疮痘疹候，往往自惑。况用药一差，死不复生，于是不敢试用。晚得宿州陈君手集《婴幼摄养痘疮疹方》，详备有法，证有验，每济人，一如方所说。"由于王珪关于婴幼儿相关疾病病机学说的缺失不足，不能准确反映其儿科学术思想，且选方未必能完全指导临床实践，本节仅将王珪集方例述于下：

治小儿百日内哺乳吐泻之乳哺法（方见《小儿病源方论》）；治婴幼赤流丹毒之外敷方土黄散（又作冰黄散，方见《小儿病源方论·卷一》），内服方葛根白术散（方见《小儿病源方论·卷一》）；治婴儿七种寒证之长生丸（方见《小儿病源方论·卷三》）；治婴幼七种热证之五和汤（方见《活幼心书》卷下）；治婴幼表邪发热之惺芎散（方见《小儿病源方论·卷一》）；治疮燥痒之羊酥煎膏（方见《小儿痘疹方论·附方》）；治痘疮后痂落瘢痕之韶粉散（方见《小儿痘疹方论·附方》）；治小儿牙龈生疳蚀疮之雄黄散（方见《小儿痘疹方论·附方》）；治小儿疳蚀疮脓水之绵茧散（方见《小儿痘疹方论·附方》）；治小儿痘疮未出发热之升麻葛根汤（方见《太平惠民和剂局方·卷二》）；治痘疮里虚之十一味木香散（方见《小儿痘疹方论》）；治痘疮表虚之十二味异功散（方见《小儿痘疹方论》，别名陈氏异功散、异功散、神应异功散）；治痘疮泄泻之七味肉豆蔻丸（方见《小儿痘疹方论》，别名肉豆蔻丸）；治痘疮杂证之人参麦门冬散（方见《小儿痘疹方论》，别名麦门冬散、人参门冬饮）、柴胡麦门冬散（方见《小儿痘疹方论》，又名六味柴胡麦门冬散）、人参白术散（方见《小儿药证直诀·卷下》）；治痘疮风热之消毒散（方见《太平惠民和剂局方·卷十》，又名消毒饮）、射干鼠粘子汤（方见《小儿痘疹方论》）、桔梗甘草防风汤（方见《小儿痘疹方论》）、人参清膈散（方见《小儿痘疹方论》）；治痘疮眼疾之谷精草散（方见《小儿痘疹方论》），治风秘之前胡枳壳汤（方见《小儿痘疹方论》）；治小儿风热斑疹之葛根麦门冬散（方见《小儿痘疹方论》）、生地黄散（方见《小儿痘疹方论》）、惺惺散（方见《小儿痘疹方论》）；治小儿痘疮后眼目赤肿之乌豆麦门冬汤（出处不详，另见《普济方·卷四零四》引）；治小儿痘疮后燥痒之败草散（出处不详，另见元·危亦林《世医得效方》卷十一引）；治小儿痘疮后痂脱洗浴之痘疮靥后燥痒治法（出处不详）；治小儿痘疮辟秽之痘疮出后忌烧香法（出处不详）；治小儿急慢惊风之延寿丹（出处不详，另见《普济方·卷三七五》引《兰室秘藏》）；治婴幼百日胎毒之桃花散（出处不详），治婴幼囟门不合之合囟散（方见《备急千金要方·卷五》，另见《圣济总录·卷一六九》引）；治小儿一切惊热之天竺黄散（出处不详，另见《圣济总录·卷一六九》引）；治小儿疳劳之天竺黄散（出处不详）；治小儿骨蒸劳证之秦艽散（出处不详，另见《圣济总录·卷九三》引）；治小儿八般疳疾之芦荟丸（出处不详，另见《普济方·卷三七九》引《太平圣惠方》）；治小儿走马疳之五灵散（出处不详，另见《普济方·卷三八一》引《典药方》）；治小儿遍身浮肿之消肿丸（方见《普济方·卷三八六》，又名槟榔丸），治小儿卒然风寒之苏白丸（出处不详），系用《局方》苏合香丸，同青州白丸子（方见《太平惠民和剂局方·卷一》）；治小儿癫痫瘛疭之雄黄丸（出处不详）；治小儿毒气攻上，腮颔赤肿之消毒散（出处不详）；治无名肿硬焮赤之泥金膏（出处不详，另见《万病回春·卷七》引）。

　　不难发现，王珪所选婴幼儿临床常见疾病用方多为南宋医家陈文中所著《小儿病源方论》载方。需要说明的是，学界向来认为两宋时期治疗痘疮有陈与钱南北寒温两派。其中，陈文中主张痘疹宜于"温补"，俱属邪盛正衰、病毒内陷之证，方取温托培元，扶持正气，以祛邪托毒外泄。相比而言，钱乙开创以"凉解"法治疗痘疹的先河，且对后世痘疹的治疗影响深远。

（四）青壮年相关疾病选方

王珪精选成年男女临床常见疾病治方 15 首。包括：治情志所伤者方选分气补心汤（方见《三因极一病证方论·卷八》）、分心气饮（方见《太平惠民和剂局方·卷三》）；治男女真阳衰耗者方选白子散（方见《三因极一病证方论·卷二》，又名白散子）；治未婚男女骨蒸劳瘦者方选款冬花饮（出处不详）；治热劳心肺者方选青蒿煎丸（方见《博济方·卷一》）；治骨蒸汗出者方选地骨皮散（方见《博济方·卷一》，另《圣济总录·卷一七九》又名地骨皮汤）；治多寐及不寤者方选酸枣仁汤（出处不详，方见《证类本草·卷十二》引《胡洽方》）；治善忘者方选孔子大圣枕中方（出处不详，方见《备急千金要方·卷十四》，《千金翼方·卷十六》，又名孔子大圣知枕中方、孔子枕中散、孔圣枕中丹）；治心智不开者方选益智散（出处不详，另见《证治准绳·卷五》，又名大益智散）；治素禀虚弱者方选北平太守八味散（出处不详，方见《备急千金要方·卷十四》）；治中邪杂症选方鼍①甲汤（出处不详，方见《备急千金要方·卷十四》）；治男女多梦者选方别离散（出处不详，方见《备急千金要方·卷十四》）；治诸脏气积聚者选方土瓜丸（出处不详，方见《备急千金要方·卷十一》）；治下元不固，便前溺后，梦寝遗精者选方韭子丸（出处不详，另见《外台秘要》引《深师方》）。

（五）中老年相关疾病选方

王珪精选中老年人临床常见疾病治疗用方 35 首。所论疾病门类较多，涉及内外各科，具体而言：治肝虚视物不明者方选治肝虚明目方（出处不

---

① 鼍（tuó 驼）：即扬子鳄，俗称猪婆龙。为国家一级保护动物。现为禁用品。

详）；治风毒眼昏者方选治风毒眼瞖方（出处不详）；治七气所致积聚者方选七气丸（方出《医心方·卷十》引《小品方》，另见《备急千金要方·卷十七》引，方去乌头、紫菀二味即是）；治七气所致五脏不调，气衰少力者方选七气汤（出处不详，方见《备急千金要方·卷十七》）；治脾弱不食者方选麻豆散（方出《肘后备急方·卷四》，名见《备急千金要方·卷十五》）；治肠燥少津者方选五子散（出处不详，另见《古今医统大全·卷八十七》引）；治寒冷脏滑者方选消食断下丸（出处不详，方见《备急千金要方·卷十五》引）；治胃寒不能食者方选干姜散（出处不详，方见《备急千金要方·卷十五》引）；治痼冷风眩者方选百效丸（出处不详，另见《古今医统大全·卷八十七》引）；治常服金石药中毒者选方捻化散（出处不详）；治诸般头风者方选家菊散（出处不详，另见《古今医统大全·卷八十七》引）；治风劳冷气者方选荆芥散（出处不详）；治精极[①]实热者方选竹叶黄芩汤（出处不详，方见《外台秘要·卷十六》引《删繁方》）；治冷痹腰痛者方选丹参丸（出处不详，见《备急千金要方·卷十九》，另见《圣济总录·卷八十五》引，又名桂姜丸），或选腰痛方（出处不详，另见《古今医统大全·卷八十七》引）；治遍身风毒者方选不换金摩娑囊（出处不详，另见《古今医统大全·卷八十七》引）；治小便赤浊者方选赤茯苓丸（出处不详，另见《古今医统大全·卷八十七》引）；治小便白浊者方选白龙骨丸（出处不详，另见《古今医统大全·卷八十七》引）；治小便不通者方选琥珀丸（出处不详，另见《古今医统大全·卷八十七》引）；其余治疗胞转不得小便（3首）、血淋小便渗痛（4首）、遗尿小便难涩（1首）、遗尿失禁（2首）、虚寒滑泄（3首）等，方名及出处俱不详（见《古今医统大全·卷八十七》）。

---

① 精极：指人体精极度虚损的情况。

（六）滚痰丸合用方及病案

医方的形成是医家经过分析四诊所收集的临床资料，审证求因、决定治法后，选择适当的中药，酌定用量、用法，配伍而成的。不同医方间的合用或配伍，不仅要符合辨证论治的要求，关键在于通过协同作用，扩大治疗范围，适应复杂病情，且最能体现医家的辨证论治水平。因此，医方之间配伍方法的研究有助于揭示复方的作用特点及配伍规律，具有十分重要的理论及实际意义。前文介绍，王珪曾提出"因痰而致病者，先治其痰，后调余病；因病而致痰者，先调其病，后逐其痰"，认为痰治虽分先后，但原则上必须以祛痰为主治。观王珪应用滚痰丸合用诸方治疗杂病验案，可知其对治痰方法的运用熟练而巧妙，其所合用诸方，或对证，或收尾，或将息，或调理，均能获效。本节通过分析王珪应用滚痰丸治疗杂病时合用其他医方的使用时机、化裁，以及治验案例，有助于读者进一步了解王珪痰证辨治经验。

1. 去风先祛痰，祛痰风自安

败毒散（方见《太平惠民和剂局方·卷二》，原方名人参败毒散）本是一首益气解表的常用方，王珪合用此方取效有三：其一，用此方配合滚痰丸以治疗"四时瘟疫"。此法虽源于《类证活人书》所论，但王珪提出"数服未效者，须服滚痰丸，逐去败痰，然后再服，以效为度"。并对败毒散进行加减变化，如方中去赤茯苓、桔梗，加青皮、白术（名清气散），加干葛，且煎服以荆芥穗为引子，不用生姜、薄荷。其二，用此方治疗"三阳脚气，上壅痰涎，风毒热烦"，原方加黄芩、大黄，或同清气散法。其三，用此方治疗"痢疾兼有寒热痰涎"者，并效仿古方仓廪汤（散）加减，即"入陈仓米三百粒、姜、枣同煎服"，因虑及败毒散方中药物多为辛温香燥之品，王珪提出"不拘赤白杂色任用，惟无热烦者少与之，仍服丸散止痢之剂"。此法先于清代医家喻嘉言之"逆流挽舟"法。

2. 先逐痰饮，后治痢疾

痰饮与痢疾是两种不同的疾病，但从病因看，痰饮与痢疾的发生均与湿、热、积滞有关，与脾、胃、小肠、大肠相联。仲景《金匮要略》载："水走肠间，沥沥有声，谓之痰饮。"明确指出了痰饮发生的病位与临床症状。痰饮停肠，小肠、大肠泌摄津液功能失常，"则水反为湿，谷反为滞，精华之气不能输化，致合污下降而泻痢作矣"。

斗门散（方见《太平惠民和剂局方·卷六》）功能涩肠止痢。王珪将此方与滚痰丸配合使用，不但体现了其治痰方法的精熟，而且彰显了其对药性认识的水平。以下引《泰定养生主论》所载王珪治痢两案以证之。

案例1

昔有宪官按治间患痢，以前官之言，来就余医，初服滚痰丸三十丸，势即定，次服斗门散，经宿较之前日，已减七分。次日医官群集，议论稍异，其疾复作。宪官去左右谓余曰：吾本回司医治，因有足下，故来相就，众医皆谗子用粟壳不宜，遂惑之，甫索《局方》观之，初无不可，况众医之药服之，皆不及子所用之法，感激甚多。但官舍起居不便，遂别去归私第，依前复旧效。

按语： 此案治痢先以滚痰丸，可推知证由实热（湿热蕴滞）而成，本当通因通用为治，先予滚痰丸以攻下导滞为先，中病即止。后用斗门散善后。此处引来罂粟药用止痢的争议。王珪之前，宋代医家寇宗奭在《本草衍义》中指出："罂粟米性寒，多食利二便，动膀胱气，服食人研此水煮，加蜜作汤饮，甚宜。"王璆在《是斋百一选方》中清楚地记录了罂粟治痢疾的处方，并将罂粟当作治疗赤白泄痢的特效药，为此专门将罂粟子、壳炒熟研末，加蜜制成药丸，患者服食30粒后即病愈。金元时期，中医对罂粟的毒副作用已有初步的认识，建议慎用。如名医朱震亨即指出："湿热泄沥者，用之止涩。其止病之功虽急，杀人如剑，宜深戒之。"事实上，罂粟壳性酸涩，具有固肠止泄之功效，实为借助粟壳中残存吗啡的麻醉作用，确能暂时减轻腹痛症状，并能使肠蠕动明显减弱，大便次数也顿即减少，此即所谓"缓图"。但是，过量过频使用粟壳，则容易导致病原菌及其毒素连同肠腔组织坏死物一并滞留于肠道不能排出，再经肠黏膜吸收进入血液循环，加重毒血症状，从而出现胃满、腹胀、排便停止等一系列的中毒性肠胀气的表现。因此，特别是急性和中毒性菌痢的早期发病阶段禁止使用粟壳，否则会造成"闭门留寇"之患。

案例 2

尝有一富长者，以交友之故，求余治痢，大苦小便秘之，每服汤浴，方得初通，终不快利，余先发五苓散，加滑石末、赤芍药、木通、山栀子。令用灯心、竹叶煎服。未几溲通，并是黑秽恶物，痢亦渐轻。余至，进滚痰丸五十丸，其势顿减，举室欢悦，患者笑容可掬，粥食亦进，生意类回。续令服斗门散，忽为其左右各有荐主，遂阻之。后为前医仍用震灵丹，兼是旋煅火药，即令多服。患者频频索余，则余已在汶上矣。遂大下瘀血，发渴而卒。

按语： 此案病痢伴见膀胱气化不利，足见湿热内扰所致。先以五苓散温阳化气，利湿行水，加入滑石末、赤芍、木通、山栀子，并用灯心、竹叶煎服以求清热利水。小便通则阳气行，续进滚痰丸以泻火逐湿，本欲配合斗门散善后，岂料中道受阻。病家改服震灵丹后徒增内热，遂大下瘀血，发渴而卒。震灵丹（录自《太平惠民和剂局方·卷五》）功用补脾肾，固冲任，镇心神，用治湿热病痢正是"实实"之误。

3. 痰饮误治，机灵活法

诊治失误是临床应尽力避免的问题。造成诊治失误的原因较多，或因患者讳疾忌医、病不择医、迷信权威、不守医嘱，不善调摄，或因医者主观臆断、固守局域，缺少定见，或因药材伪劣等。作为医家而言，如何从失误中吸取经验教训，变失误为正确，使片面的认识接近全面，进而促进临床思维能力和临床治疗水准的提高才是关键。笔者以为，汲取古代医家辨误救误的经验是一条捷径。以下摘录王珪痰饮误治一案，以供参考学习。

忽有妇娇弱丰颐，不言何证，求余诊视，六脉疾数劲急，上大下小，三焦一部，搏指之甚。余但曰：那得许多热来。其厥良笑曰：此一言与老医之言何其相背大甚。老医曰：那得许多冷来。故服药衣食，并是辛热过暖之事，宜其证愈加。今当从先生之言，请为治之万幸。遂问其故，则曰：上壅痰盛，胸闭胁疼，头不能举，口苦舌干，精神烦乱，梦寐恍惚，两颔结核，饮食不美，凡百不佳。于是乎令服滚痰丸八十丸，随时清利，相继三次，服之五七日间，精神喜悦，谈笑异常，故五七日一次服九十丸至百丸，每夜噙服龙脑膏。然而病势日久，兼闻禀赋夙昔之疾，遂令服黄连解毒丸，一年方愈。遂随身不敢阙此药。

按语：此案经治前后辨证相反，脉症合参，即为痰盛上壅，误治化热，症见"胸闭胁疼，头不能举，口苦舌干，精神烦乱，梦寐恍惚，两颔结核，饮食不美，凡百不佳"等，投以滚痰丸清利痰热，噙服龙脑膏清利咽膈，考虑体质因素，并以黄连解毒丸（方出《肘后备急方·卷二》，名见《外台秘要·卷一》引《崔氏方》，王珪改汤为丸）善后缓图。不过，久服寒药应有伤阴之虑，文中未予补充，学者细审之。

4. 顽疾怪症，痰中求之

情志病是因七情而致的脏腑阴阳气血失调的一种疾病，患者因于所求不遂，情志抑郁，暴怒气逆，影响气机升降出入，致使津液潴留，凝聚于所虚之处，内伏于脏腑经络、隐僻空隙之间，溢于肌肤筋骨，皮里膜外，上逆于头脑颠顶，下注足胫，日积月累，遂成顽疾怪症，包括癫狂、百合病、脏躁、郁证、不寐、噎膈等。王珪独具慧眼，从"痰"论治，常应手而效。举验案二则介绍如下。

案例1

尝有村人以凿冥钱为生，颇温饱。一日家人出游，其人强自看家，心下无事，因行至竹下，就取新笋作羹食之，其意洋洋然乐哉。遂咽纳间，忽为一噎，病至一载，百药不效。家产荡然。余闻之，以还魂散令其煎服。次日人来报曰：患者昨已病极，自己津唾，亦咽不下，服药幸而纳之，胸中沸然作声，见此回生之意，以棺木送终之物，权且小停，敢望再惠前剂。余问其几日不入粥食。则曰数日矣，唯有游气未尽，今得此药，可谓还魂散也。余遂令其捣碎米煮粥将熟，即入药再煎一沸，试令啜之，一吸而尽，再服数服，得回生。

按语：此案发病情节描述离奇古怪，辨识病机不易。噎即梗塞，吞咽梗塞不顺，病久成膈，尚属难治之证。复观还魂散方义：消补并行，温中行气，醒脾化食，破郁消痰。首次投用，确已见效，但胃气尚亏，另仿仓廪散方义，合入捣碎米粥以助温中健脾，降气和胃，终获良效。由此推之，此病患由痰气交阻，饮食所伤。病症只见噎的表现，病情多较轻而偏实，积极救治则预后良好。王珪对于还魂散（出处不详，另见《医统·卷八十七》引，又名还魂丹）用于治疗噎疾的体会较为特殊，他认为"此药最妙，余救人极多，但少得全生者"。并解释说："盖此病去死甚近，才得少减，百念复生，由是中辍者多矣。所得玩存者，惟处子及道流中数人而已。后之患者，当自裁之。"可见，此方应源自道教。至于应用方法，王珪指出："如或大便秘实者，间服滚痰丸三十丸，每日一服。行津润脏，庶得涩行气降，以全前功。若始因实证而噎者，只依滚痰丸法度服之，以效为度。"

案例2

有妇人疑其夫有外好，因病失心狂惑，昼夜言语相续不歇，举家围绕，捉拿不定。因求余治。令服滚痰丸八十九丸。即便伴睡，是夜不语，众人皆得休歇。次夜再进一服。前后两次逐下恶物。患人已知羞耻，遂须饮食，起坐皆如常。不五七日能针指，终是为意不快。余虑其复作，阴令一人于其前对傍人曰：可怜某妇人，中暑暴死。患者忻然问曰：你何故得知。说者曰：我见其夫，买棺材去也。患者曰：惭愧惭愧。由是全痊。余再询其家人曰：患者月水通否？其姑曰：近来月余不进饮食，瘦弱羸劣，恐无。余曰：血稍鲜时，即来取药。次后来曰：血间鲜红矣。即令服《婚合门》中滋血汤止之。再服本门增损四物汤。半月痊愈，更不举发。

按语：此案病发情志内扰，气郁化火以致失心狂惑。投以滚痰丸清利上焦无形之痰热，症状平息。后以言语旁敲侧击以使患者开郁，可谓高明。终以顾护胃气，养血通经为治。

5. 变通古方，辅助治痰

王珪勤于实践，善于变通古方，创拟新方三则，介绍如下。

豁痰汤（王珪收集并改制方）

与滚痰丸相副。此方以小柴胡汤为主，合前胡半夏汤，及南星、紫苏、橘皮、厚朴等，另给出加减之法：治疗痰疾及肺气壅塞者，以柴胡为主，其余痰病并去柴胡，用前胡为主。

柴胡四两（洗去土并苗），半夏四两（洗去滑），黄芩三两（去内外腐），赤甘草、人参（去芦，风壅者不用）各二两，陈皮（去白）、带梗紫苏、厚朴（去粗皮、姜汁制）、南星（去脐）各二两，薄荷叶一两半，羌活一两（去芦。无怒气者不用），枳壳（去穣，麸炒）。

以上一十二味，中风者去陈皮，入独活。胸膈不利者，去陈皮，加枳实去穣麸炒，更加赤茯苓（去皮）。内外无热者，去黄芩。虚弱有内热者，勿去黄芩，加南木香。

杖毒活血方（王珪收集并改制方）

凡杖罢畏痛，不禁揩洗者，用新水调敷，杖尽恶水一痂而瘥。系表致和，得之于刑部犯人。后四味自是一杖疮（出处不详）。

蛇床子、光草乌、火锻炉甘石、枯白矾、凌霄花、大蓟根叶、赤石脂、白石脂、小蓟根叶、天花粉、槟榔、真绿豆粉。

以上并为末，煎大黄汁冷调如泥，厚敷两腿，并损烂去处，三易而后败血黄胶恶水去尽，及肤皲损剥落痤痱。

以上二方，均系王珪改制而得。其中，豁痰汤是由小柴胡合前胡半夏汤化裁而成，取效清疏温利。王珪对于此方甚为自信，认为"一切滚痰气之药，无有出其右者"。举案为证。

案例1

江东有一富商，自奉颇厚，忽患一疾，心惊如畏人捕，才闻脂粉气，即便遗泄，昼夜坐卧，常欲三五人拥护，方始放心，甫及交睫，即阳气不固。遍身红晕紫斑，两腿连足，淫湿损烂，脓下不绝。饮食倍常，酬应不倦。所在求医，皆无少效。一日托其亲旧数辈，多访余以求诊视，乃六脉俱长，三部九候，来往有力，两手寸尺特盛，至数不迟不数，卒难断证。始且与之曰：足下年逾六旬，神气魁伟，脉息如是，但是心下怔松惊悸，阳事频兴，恍惚未审是否？商曰：非也，某但觉虚弱无力，及苦于下元不固，两腿风疮，侍奉皆仰妇人，而又窘于淫乱，不能自禁。余谓之曰：汝若求医，则必作三种病治，一者治惊悸，二者治虚脱，三者治大风。以余观之，只服滚痰丸，然后调理。满座愕然，莫晓所谓。余与之曰：此系太过之脉，心肾不交。商曰：然则腿脚为风癫乎？余曰：非也。水火亢行，心不摄血，运于下，不能上升，凝于肌肤，日久湿烂，与火炎水滥，神情不宁，阳事频泄者，本同标异也。余故曰：逐去痰毒，然后调理。遂服滚痰丸二次，三日后再来求诊，脉气稍平，再令服之。商曰：某浙右生长，家人虑其体虚，欲求补药是愿。余曰：足下连年求医，医者无非选方对证，一一合法，既已日久不效，愈加关格之甚者，盖认似为真，不识虚实本标故也。余言既不足取信于人，则请已之。众宾列坐，合辞恳请，遂再服三次。越五日再来求诊，其脉渐和，患者已不齿及惊悸之苦，但求治遗泄之药。余用豁痰丸本方，加白茯苓煎服。月余日再请，诸证顿减，精神爽利，亦不用人扶策，患者皆不言及前证，但言如旧，更望紧治腿脚湿癞。于是诸鄙其昧心，余因回速，遂寝其事。明年再会，仍从诸公求见，首以风疮告急。诸公亦不甚赞成。余怜其愚俗，遂书豁痰方，及令用《婴幼门》泥金膏，以新汲水浓稠厚敷两腿，干则再上。经一复时洗去，则热气已衰，皮肉宽皱。然后用杖毒活血之剂治之。

按语：此案脉病难参，证情复杂，治疗曲折。初诊，症见"心惊如畏人捕""遗泄""两腿连足，淫湿损烂"等。王珪通过问诊排除切脉所疑，认为病系心肾不交，气机升降失衡，瘀热下停所致。方选滚痰丸治此无形之痰热。复诊，患家不识标本之理，病势稍减便求治遗泄之药，逐改用豁痰丸加白茯苓煎服。三诊，病有渐愈之象，患家不言本而言标，求治"腿脚湿癞"未果。四诊，病家风疮告急，以豁痰方治本，泥金膏外敷治标，杖毒活血汤善后。

案例 2

吴门一富室少年，神色壮盛，亦苦前疾，但不患疮，饮食倍常，恶闻声响，倦于执作。余令服滚痰丸。患家自谓其虚，不敢逐利，百药无效。遂为巫蛊所惑，移屋改墙，扶鸾祷圣，生理废置，数年之间，仓廪萧然，后始渐安。

按语：此案病机同前，治方亦同。病家自谓虚弱且不予配合治疗，且迷信巫术，最终由"实"转"虚"才得病安。

案例 3

有富室子弟，因忧畏官事，忽患恶闻响声，鞋履作声，亦即惊怖，有事则彼此耳语而已，饮食自若，举动无措。余令服滚痰丸二次，即能起坐应酬。再以豁痰汤,并《童壮门》中分心气饮,相间服之而愈。

按语: 此案系忧思伤脾滋生痰浊,痰火扰心而致惊怖。方用滚痰丸清热,中病即止。续以豁痰汤清疏,后以分心气饮善后。

案例 4

有一相识官员为事,卒为公吏部集邻里直入其室搜索,此人因而惊死,其妻须臾苏省,失志颠倒,弃衣摸空,亲疏围绕,悲忧磋叹。余令服滚痰丸二次,下咽即睡,醒则热定矣。次夜又一服,仍用豁痰汤加枳实,服数日即安。

按语: 此案症情介绍简略,患者因情志过极,先因气血逆乱致昏厥,醒后心气涣散,神窍失养,热扰神明,故见"失志颠倒,弃衣摸空"。方用滚痰丸清热,"下咽即睡,醒则热定"。续以豁痰汤加枳实清疏郁火,宽胸利气以善后。

案例 5

尝有宦家妇人,忽患心腹冷痛,遂呕吐去尽宿汁不已,而又吐清涎如鸡子清之状,一呕一二升许,少顷再呕,百药不纳,咽唾亦不能顺下,已经三日,但聪明不昧,一一分付家事,已备周身之具,将欲就木。得余诊其脉,六部弦细而长。令服滚痰丸三十丸,并不转逆,须臾坐寐移时,索粥食之。次日再进三十丸,只服《局方》茯苓半夏汤,次日服《小儿方》白术散。下四五日,饮食如旧。

按语: 此案病系中焦气机升降受阻,脉得弦细而长,方用滚痰丸疏通沟渠壅遏,中病即止,故能食。分别续以茯苓半夏汤(《太平惠民和剂局方·卷四》)防治停痰留饮,胸膈满闷,呕吐恶心,以致饮食不下,白术散(《小儿药证直诀·卷下》方)以防呕吐频作,津液内耗。

案例 6

有巨室仗余友爱招致,及抵其所,午夜天寒可爱,患人素清癯骨立,但苦满腹冷痛，呻吟之声，撼屋振床，呕吐清汁亦如鸡子清。医流数辈，缩手无措，百药不纳。唯服滚痰丸三十丸，即便宁睡，更不呕逆。一家百口，各得暂安。复诊其脉，虽熟寐中亦弦数之甚。次早余即拂袖飘然，诸公告留不已。余遂与之曰：吾颇谙此证，故敢下药，不无众议纷纷，不下药，则诸公见逼。当此掣肘之时，不去何待。患人睡醒，仍更呻吟，急须前药，余不获已，再用五十丸。辰巳间服，至未申之间，其痛休作数次，但不甚大呕，节续登涸，略有大便，如水浸猪肉，亦似赤白痢疾，小便少许，皆如丹粉相和，胶腻不多，余色皆是药汁，迫暮后大呕二升许，尽如鸡子清，其药丸皆如茶脚褐色，仍有前数，粒粒分晓。以手捻之，并无颜色药汁。众共惊骇。患人痛定熟寐。其内人曰：药既吐出，仍旧有效，何也？余曰：此不可晓，非医义之所载也。虽粗滓吐出，而药味皆随大小便下，故效耳！次日患者哀恳曲留，余即返棹矣。唯留豁痰汤数贴，令其服罢。仍服白术散而愈。

按语： 此案脉证合参，当为伏痰化热内困中焦所致腹痛、呕吐，方用滚痰丸清痰热。次诊，呕势大减，便下药粪，另配豁痰汤斡旋气机，白术散健脾止泻善后。

杖毒活血汤虽是外治方，既然刑部犯人经用，其效果自然可信。王珪常以此方代泥金膏，此处录入泥金膏案以资参考。

昔有邻家一妮，先因脚跟冻疮不愈，成臭烂连腿红肿，骨节欲落，秽气满屋，将为委气。余用泥金膏与之，厚敷一宿，痛减八分，再敷一宿，然后洗净。用槟榔末，入韶粉、龙骨、轻粉各少许掺敷，三日起行，神效。

按语： 此案病因冻疮不愈，瘀血化热熏腐肌肉而致。泥金膏方中，蚯蚓粪一药"性味寒酸无毒、有泄热、利小便之奇效。"（《本草纲目》）朴硝能泻热利水，润燥软坚。两日后热清肿消，另敷槟榔末合韶粉、龙骨、轻粉以杀毒、生肌、敛疮。

王珪另制龙脑膏，随身自用，及济年高不任逐利者，而上焦风痰热壅，咽膈不利等证，并宜服之。

薄荷一斤，赤甘草二两，缩砂五粒，防风二钱半（去叉），白豆蔻三十粒，苦桔梗二钱半（去芦），川芎二钱半（洗去尘土）。

上七味，匀为细末，入焰硝研细二两，梅花片脑半钱，和匀，生白沙蜜调搜成膏。每以一弹子大，嚼化咽津。如年老枯衰，痰热喘满者，以一弹大略嚼润，顿作一咽，遂觉胸中清凉，痰涎立转，或吐或散。大小强弱之人，并如此法。

龙脑膏系王珪专为患痰病而年高不任逐利者所制，尤其适用兼有上焦风痰热壅，咽膈不利等患者。举案如下。

案例1

昔有故旧富长者，强健威武，忽患喘满，不咳不吐，痰病日久，腿脚阴囊，尽为水肿，倚卧肩息，困极之至。余深闵之，谓其人曰：非水证也。但有一胸膈败痰，宜服滚痰丸。患者曰：非四五人扶持不能登溷，遂已之。至于用医针刺放水，备受诸苦，年余渐瘥，忽吐臭痰。患人抚床大声曰：果中前言。吾不智，以至久患，今则痰败，必成肺痈。急请余谢过求治。遂合龙脑膏一剂，服未竭而愈。

按语：此案病家治疗曲折，终由龙脑膏获效。患者症见"忽患喘满，不咳不吐"，伴下身水肿，困极之至等，应考虑为体内痰湿滞留，气机不畅，泛滥肌肤，引起水肿。原文叙述急性起病，却未交代浮肿的程度，以及寒热、舌脉征象。续治以龙脑膏，逐上焦化热风痰，以利咽膈。学者留心审之。

案例2

李媪，年八十余岁，卧病日久，每托豪贵之故，欲求诊视，余毅然不许。不得已，令其亲人诣余曰：媪病心烦，喜怒改常，胸闷不能进食，迷闷发作，辗转不安，并无寒热别证。余曰：汝既久医不瘥，吾除滚痰丸外，无法可为。况其年高不食，岂其宜乎？来者力请服之。余曰：吾故知其可服，但不可多，试以十丸一服，当自知之也。既而逐下败痰三五片，一如水浸阿胶，顿然安好。再求三十丸，作三服，后只再进一服，余二服，置于佛前。举室欢趯而来曰：母氏复生矣。近已备后事，只俟其瞑目，今得二十丸药，顿得痊安，间巷惊骇。拜谢而去。余制龙脑膏一剂，令其每夜噙睡。无恙五载，中风而终。

按语： 此案病家年事已高，久医不瘥，投方滚痰丸小试即效。可推知病由上焦风痰热壅，内扰气机所致。考虑病家年老枯衰，不任逐利，续以龙脑膏善后。

6. 凭脉辨痰，先攻后补

燕人杨其姓者，久患冷气，满腹上攻下注，大痛不堪任。痛阵壅上，即吐冷涎半升而止。每日一作，饮食不进，遂成骨立。以其亲为当路官员之故，累召高郁治之。遍尝温补下元种种贵细之剂，了无一效。不获已，扶惫肩息而来求余诊视，其脉六部弦长劲急，两畔别有细脉，沸然而作，状如烂绵。余曰：不审其下所苦何证，但以脉言之，则有一胸膈臭痰在内。患者鼓手曰：然也。众医皆作冷气，因补治下元日久，并无少效。某自觉胸中痞闷，但不会北方医，今闻此说，令我大快。遂令服滚痰丸五十丸。次早报来，临睡服之，半夜后吐黑绿冷涎败水一铜盆，今早大便略通，已见败痰。更求今晚之药，再付七十丸。第三日，其亲识来曰：患人即日动履轻安，嬉笑自若，连年痼疾，不三二日顿安，无以为报，夫妇顶香路拜而来，踵门为谢。遂遣人力止之。再服一次丸药。令服《局方》橘皮半夏汤、四君子汤而愈。

按语： 王珪于《泰定养生主论》卷六专列"论脉"一篇，提出"盖脉之于病，不能掩其恶，得之于手，应之于心，得之于心，发言为辞。脉病相应，标本相得，病气无不服"。可推知王珪凭脉辨痰之术已近熟练。此案证机真热假寒，症由败痰化热困扰气机所致。方用滚痰丸攻逐痰热，后以橘皮半夏汤、四君子汤善后。

（七）历用得效验方及病案

本节精选王珪经年行医所收集并使用过的效验方25首。适用疾病包括：治疗疟疾之驱疟汤（出处不详）、通神丸（出《箧中秘宝方》，又名干桃丸，另见《圣济总录·卷三十五》）；治疗尿血之金黄散（出《箧中秘宝方》）；治疗瘴气之桃仁法（出《箧中秘宝方》）；治蛇虎病狗毒虫所伤方（出《箧中秘宝方》）；治疗口眼㖞斜之通关散（出《箧中秘宝方》）；治疗大风恶疾之愈风散（出《箧中秘宝方》）、鹤虱丸（出《箧中秘宝方》）；治疗水肿之大戟丸（出《箧中秘宝方》）、桃溪方气宝丸（方见《医方大成》卷六引《易简方》）、小七香丸（方见《太平惠民和剂局方·卷三》）、神效五食汤丸（方出《野夫多效方》，另见《卫生宝鉴·卷十三》引）、葶苈木香散方（方见《黄帝素问宣明论方·卷八》，另见《古今医统大全·卷九十三》引）；治疗寒湿冷痹之朝贵秘授神妙紫金丸（王珪收集，另见《古今医统大全·卷九十三》引）；治疗小肠寒气之茴香楝实丸（出《黄帝素问宣明论方》卷二，另见《古今医统大全·卷九十三》引）；治外肾肿大三法（王珪收集，另见《古今医统大全·卷九十三》引）；治疗痈疽并发毒疮之麒麟竭膏（方出《太平圣惠方·卷六十三》，另见《古今医统大全·卷九十三》引）；治疗背疮之地扁竹散（王珪收集，另见《古今医统大全·卷九十三》引）；治恶疮之寿星散（王珪收集，另见《古今医统大全·卷九十三》引）；治病后食不复常之宋理宗长生小金丹（王珪收集，另见《古今医统大全·卷九十三》引）；治疗暑喝变生诸证之九似丸（方见《鸡峰普济方·卷五》，另见《古今医统大全·卷九十三》引）；治疗天行伤寒坏证之驱邪散（王珪收集自衡州欧大承方，另见《古今医统大全·卷九十三》

引）等。尽管个别方剂的出处还有待考证，但是这些验方的析出，不但反映了王珪汇集各家治法方药的医学路程，而且对于宋元时期方书的校正以及古方的应用提供了最具说服力的参考依据，此亦可谓是此书的文献价值之一。以下结合王珪所集部分验方方义及理论阐释与应用发挥，探讨其学术渊源。

1. 治疟效方

王珪曾言"余平生收方，疟药最多，但犯砒、砌恶性相反避忌者，并绝而不用。唯此二方，济人绝妙"。此二方，一则驱疟汤（出处不详），用治一切久新疟疾，甚至认为此方"奇效如神，不能备述"，举案如下：

尝有妇人，每日午后发热，众医百计循经用药，日久愈重。余道此四味令服，医士莫肯听从。余曰：此纯热疟疾，平日治之，如探囊取物耳。勉其服之即瘥。但人恶其酒气，余家亲戚老幼，才有疟疾，俱能服之，原无恶味。余因用酒先煮过常山，晒干入药，只令患人水煎服亦妙。不可例为常山为吐药而不用，万万无一人曾吐者。盖疟者，痰疾也。常山专能治痰，有微吐者，乃痰药相敌而然。亦有自然吐者，世俗命曰醉疟，岂常山之使然乎？

按语： 此案病患午后发热，提示病位在少阳、肝胆，或由疟邪所致的病证，此亦常法。但是脉症不详，尚不能辨识瘅疟、寒热，以及正气之盛衰。只能由驱疟汤方义推知。此方由常山、草果、知母、贝母组成，常山祛邪截疟，并以酒煮修治；草果理气化湿，温运脾胃；知母、贝母清热化痰。所谓"盖疟者，痰疾也"之论，由此而出。明代医家张介宾在《景岳全书·疟疾》中对此说持否定观点，肯定疟疾因感受疟邪所致，并非痰、食引起。观《金匮要略》记载疟母一证，以鳖甲煎丸软坚散结，祛瘀化痰，必是疟病日久，气机郁滞，血脉瘀滞，津凝成痰，气滞血瘀痰凝，结于胁下而成。因此，原文所述"疟"病，学者尚需细审。

另一则通神丸（出《箧中秘宝方》，又名干桃丸，另见《圣济总录》卷三十五），用时较为特殊，言"患者发日，天初明时面东念'药王药上菩萨'，新汲井花水吞下一丸，立效"。

按语： 历代以来中医体系都有祝由一脉，及唐·王焘《外台秘要》收载"祝由科"，说明最迟在唐代，祝由已成为中医体系独立一科。元代医学延续和继承宋金医学的体制，亦设"祝由书禁科"。祝由治疗疟疾法源自何时已经无法考证，但实施此法的前提，应是祝由师"知病之胜，知病之生"，方能"移精变气，不药而愈"。依王珪所言，其平生收方，疟药最多，可推知疟疾病与王珪所处环境息息相关，且王珪已经熟悉此病，且辨治无方才求治于鬼神。另外，既然此方"济人绝妙"，可推知病患多能主动接受。然而明清时期，祝由治疗疟疾的效果似乎并不确切，《古今医案按·卷三·疟》"禁是外为镇厌，其法甚多，效者亦多，即祝由之一类；然轻者效，重者不效，三疟全不效；比之打仗，掠其残兵耳。设用药中綮，何藉此乎。"《张氏医通·卷三·寒热门》："历观用劫剂及祝由之法者，十无一验。"

2. 治控睾症

王珪选茴香楝实丸（出《黄帝素问宣明论方·卷二》，另见《古今医统大全·卷九十三》引）治小肠控睾症。控睾，语出《灵枢·四时气》"小腹控睾，引腰背上冲心"。《素问·至真要大论》曰："阳明司天，丈夫癫疝，妇人少腹痛。阳明之胜，外发癫疝。太阳在泉，民病少腹控睾，引腰脊，上冲心痛。太阳之复，少腹控睾，引腰脊，上冲心。太阴在泉，主胜，甚则为疝。"症见少腹拘急，腹腰脊处疼痛，牵引睾丸，甚则痛冲心胸，且"兼一切寒热疝气所作"。历代医家关于小肠病证候的论述较为分散，今人论述小肠证候时，也主要沿袭前人有关记载，如"小肠气滞""小肠实热""小肠虚寒"等。那么，疝气与小肠何干？小肠受盛胃中水谷，主转输清浊，与心相表里。其病有寒热虚实之分，多由客寒蕴热、气滞郁结或气虚不禁所致。古今医家对于疝气发病，多引《灵枢》之论，即"足厥阴之筋，聚于阴器。故阳明与太阴之筋，皆会于阴器。惟厥阴主筋，故为疝者，必本之厥阴"。若强引"小肠疝气"恐被西医学非议？因此，小肠疝气说不堪信，亦不堪法。

茴香楝实丸用治疝气之病，必有致病之因，不得不辨。王珪补充认为："世俗才闻小肠气，便令服蟠葱散（方见《太平惠民和剂局方·卷三》）之类，殊不知非止寒气为病，但是风寒暑湿中七情逆意事，饮食压下肾经，皆能为此病，若外肾不肿痛，只觉腰痛连腹，名曰内疝，正宜服之。大抵此疾纵有神药，不过起疾而已，欲去病根者，未之见也。"基于此，王珪对于疝气的病因病机提出了新说。举案如下。

尝有病者，发则痛阵内攻，响声百异，上吐黄汁，泻血片数升，其势方退，亦用前药奏功。

又有一证，阴痛不已，渐渐日久，津液不行，大便秘结，数日不通，遍身块大小不等，四肢如厥，疼痛不敢转侧，六脉洪大实数，饮食不进。余用十四卷内滚痰丸一百丸，熟水送下，津行气顺，大便即通。再进一服，三日履地。

按语：此二案病机相似，证治各异。前案病患热疝，脉证不详，投以茴香楝实丸温通下焦，行气止痛，暂得病缓。由此推知，故治疝者，必于诸证之中，俱当兼用气药，治疝必先治气。后案亦病患热疝，腑中气机不畅，前后二窍俱病，投以滚痰丸攻逐热痰，亦能获效。

3. 膏剂糁药

膏方，又名膏剂，属于中医丸、散、膏、丹、酒、露、汤、锭八种剂型之一。膏剂有外敷和内服两种，外敷膏剂是中医外治法中常用药物剂型，除用于皮肤、疮疡等疾患以外，还在内科和妇科等病证中使用。内服膏剂，后来又称为膏方，因其起到滋补作用，也有人称其为滋补药，广泛地使用于内、外、妇、儿、伤骨、眼耳口鼻等科疾患及大病后体虚者。王珪临床常用麒麟竭膏（方出《太平圣惠方·卷六十三》，另见《古今医统大全·卷九十三》引）治一切痈疽并发毒疮。王珪选录此方，并详述该膏方的制作过程、适用病证、使用方式。王珪自称经用此方四十年，"神效无比"，治验如下：

尝有妇人，因湿气腿肿至腰胯大着，连将油纸满胯贴之，用前法赶下，又贴脚心数日间，脚心膏药下发一泡，出黄胶水数日，至老不发。

按语：此案原文对于患者脉病经治介绍简略，只言湿邪困于下焦，腿肿至腰胯。据前文所言，麒麟竭膏治疗一切痈疽毒疮，另贴足心以求引火下行，并见"黄胶水"，证实湿热内侵阻碍水道之机。此法易于接受，且见效快，若能正确使用，亦不失为良法。

需要补充的是，为了加强膏药的作用，并达到简、便、廉、验之目的，宋元医家改进熬膏法外，发明了在膏药内或膏药表面或病伤处掺入或撒上有效药品的方法，以增强疗效，即膏药外掺。掺药一般为粉末或小丸、小饼剂，对内外各科病证均有相应的掺药。王珪选地扁竹散（王珪收集，另见《古今医统大全·卷九十三》引），用于配合麒麟竭膏收敛疮口。另选寿星散（王珪收集，另见《古今医统大全·卷九十三》引），用治恶疮。治验如下：

尝有少年为大家仆，忽暴客至，被其叉中肩胛间，一股中臂，一股胁之上，外科敷贴即痂。但患人昼夜发热，坐喘不能偃息，疮口痛极。求救于余，试观之，疮痕如棋子大，常如牛鼻湿润无穷。因用寿星散掺之，则脓血迸然而出，微微咳声，即便迸出，色如丹粉，与血片相杂。即用布袋盛米一石，枕其腰胯，颠倒于床。已可倒头矣。如是一日，次出白脓，又其次出清脓黄水数日，其喘即平。遗热不已，遂服小柴胡汤，数日方瘥。

此因被伤透内，血倒流入膜外，一至于斯也。凡治病者，不可固执一端而误人也。

按语：此案系因外伤皮肤破损，邪毒入里与气血相并，郁久而化生热毒，热胜肉腐坏死为脓，因前医外敷结痂而致邪热难出，或阻滞气血运行，或合瘀血以乘肺，导致胸闷胸胀、咳呛喘促，加之肩胛皮损，故症见"昼夜发热，坐喘不能偃息，疮口痛极"。另从中医外科特色辨证方法看，疮口湿润正是脓成待出之际，故投以寿星散（天南星研末）调敷患处以促脓血排出。敷药后，先出鲜红夹血稠脓，次出黄稠滋水，表明患者气血充实为将敛佳象。另用米布袋垫高腰腹，以辅助体位。脓出热清，气机通畅，喘症自平。唯邪毒遗热不退，可投以清热凉血之剂，此案方取小柴胡清解表热，扶正祛邪，亦能获效。此案以小柴胡汤治疗外科疮疡，对后世应用小柴胡汤治疗外科病证无疑有启发作用。

（八）时行民病证治用方例

运气说自唐代王冰补入《七篇大论》并做注释后，成为《内经》重要理论之一。运气学说的兴盛主要在北宋中后期，北宋徽宗赵佶在位时编撰的《圣济总录》将运气学说置于卷首，突出了运气学说的地位。自政和七年（1117）起，徽宗每年还诏会"公布次年运历以预防疾病"，并根据运气学说而编制该年各步气候、物候和病候特点，该年养生防病及治病的饮食药物性味所宜的历法。可以推知，当时医家即便不讲求运气学说的实用性，仅仅为了顺应社会风气，也必须摘引与五运六气相关的研究成果来阐释病机，更有甚者，在解释方剂、立法制方和选方用药等方面也开始考虑顺应岁气变化的可能。

王珪收集南宋名医陈言《三因极一病证方论·卷五》"运气"系列治疗方剂共16首。其中，前10首用以治疗五运太过不及所致病证，其制方原理基本符合甘温以平水，酸苦以补火，抑其运气，扶其不胜之治法。后6

首治疗六气致病的方剂，每方后均注明当年各步的药物加减法，临床仍有一定的借鉴价值。

1.五运太过不及时民病主方

五运，主要探讨一年季节变化的规律。按照运气学说"十干化运"的原理，甲、丙、戊、庚、壬五阳干，均主岁运的有余，是为太过；乙、丁、己、辛、癸五阴干，均主岁运的衰少，是为不及。太过是运本身的气胜，所以土太过则湿气流行，水太过则寒气流行，火太过则暑气流行，金太过则燥气流行，木太过则风气流行。这是因为土为湿，水为寒，火为暑，金为燥，木为风。不及是运本身的气衰，不能抵御克制之气，所以土不及则风气大行，风为木，木克土。水不及则湿气大行，湿为土，土克水。火不及则寒气大行，寒为水，水克火。金不及则炎暑大行，炎为火，火克金。木不及则燥气大行，燥为金，金克木。古人为了达到预防疾病发生的目的，按照五运太过不及所致病证的可能表现，预防性创制了以下方剂，治之各以五味所胜，调和以平为期。

其一，预防六壬年木运太过之苓术汤（《三因极一病证方论·卷五》）。

适应病证：脾胃感风飧泄，注下肠鸣，腹满，四肢重滞，忽忽善怒，眩冒颠晕，或左胁偏疼。

药物组成：白茯苓（去皮）、厚朴（姜汁制）、白术、青皮（去白）、干姜（炮）、半夏（汤洗）、草果（去壳）、甘草（炙）各等分。

上为㕮咀。每服四钱，水一大盏，姜三片，枣二枚，煎七分，去滓。食前服，以效为度。

其二，预防六戊年火运太过之麦门冬汤（同上）。

适应病证：治肺经受热，上气咳喘，咯血，痰壅嗌干，耳聋，泄泻，胸胁满，痛连肩背，两臂膊疼，息高。

药物组成：麦门冬（去心）、香白芷、半夏（洗去滑）、桑白皮、竹叶、甘草（炙）、紫菀茸、钟乳粉、人参各等分。

上咬咀。每服四钱，水一大盏，姜三片，枣二枚，煎七分，去滓。食前服，以效为度。

其三，预防六甲年土运太过之附子山茱萸汤（同上）。

适应病证：治肾经受湿，腹痛寒厥，足痿不收，腰椎痛，行步艰难；甚则中满食不下，或肠鸣溏泄。

药物组成：附子（炮，去皮脐）、山茱萸各一两，木瓜、乌梅各半两，半夏（洗去滑）、肉豆蔻各三分，丁香、藿香各一分。

上咬咀。每服四钱，水一大盏，姜七片，枣一枚，煎七分，去滓。食前服，以效为度。

其四，预防六庚年金运太过之牛膝木瓜汤（同上）。

适应病证：治肝虚，遇岁气燥湿更胜，胁连小腹拘急疼痛，耳聋目赤，咳逆，肩背连尻、阴、股、膝、髀、腨、胻皆痛悉主之。

药物组成：牛膝（去苗酒浸）、木瓜各一两，芍药、杜仲（去皮，姜汁制，炒断丝）、枸杞子、黄松节、菟丝子（酒浸）、天麻各三分，甘草半两（炙）。

上咬咀，每服四钱，水一大盏，姜三片，枣一枚，煎七分，去滓，食前服，以效为度。

其五，预防六丙年水运太过之川连茯苓汤（同上）。

适应病证：治心虚为寒冷所中，身热心躁，手足反寒，心腹肿，病咳喘自汗，甚则大肠便血。

药物组成：黄连（去须）、茯苓各一两，麦门冬（去心）、车前子（炒）、通草、远志（去心，姜汁制炒）各半两，半夏（洗去滑）、黄芩（去内外腐）、甘草（炙）各一分。

上咬咀。每服四钱，水一大盏，姜七片，枣一枚，煎七分，去滓。食前服，以效为度。

其六，预防六丁年木运不及之苁蓉牛膝汤（同上）。

适应病证：治肝虚为燥热所伤，肤胁并小腹痛，肠鸣溏泄，或发热，遍体疮疡，咳嗽，肢满，鼻衄。

药物组成：肉苁蓉（酒浸）、牛膝（酒浸）、干木瓜、白芍药、熟地黄、当归、甘草（炙）各等分。

上㕮咀。每服四钱，水一大盏，姜三片，乌梅半枚，煎七分，去滓。食前服。筋痿脚弱者，镑鹿角屑同煎。

其七，预防六乙年金运不及之紫菀汤（同上）。

适应病证：治肺虚感热，咳嗽喘满，自汗，衄血，肩背瞀重，血便注下，或脑户连囟顶痛，发热，口疮心痛。

药物组成：紫菀茸、白芷、人参、甘草炙、地骨皮、黄芪蜜炙、杏仁去皮尖、桑白皮（炙）各等分。

上㕮咀。每服四钱，水一大盏，姜三片，枣一枚，煎七分，去滓。食前服，以效为度。

其八，预防六己年土运不及之白术厚朴汤（同上）。

适应病证：治脾虚风冷所伤，心腹胀满疼痛，四肢筋骨重弱，肌肉眴动酸撕，善怒，霍乱吐泻，或胸胁暴痛，下引小腹，善太息，食少失味。

药物组成：白术、厚朴（姜炒）、半夏（洗去滑）、桂心、藿香（去梗）、青皮各三两，干姜（炮）、甘草炙各半两。

上㕮咀。每服四钱，水一大盏，姜三片，枣一枚，煎七分，去滓。食前服，以效为度。

其九，预防六癸年火运不及之黄芪茯神汤（同上）。

适应病证：治心虚夹寒，心胸中痛，两胁连肩背支满，噎塞，郁冒蒙昧，髋髀挛痛，不能屈伸，或下利溏泄，饮食不进。腹痛，手足痿痹，不能任身。

药物组成：黄芪（蜜炙）、茯神（去木）、紫河车、远志（去心，姜汁制炒）、酸枣仁（炒）各等份。

上㕮咀。每服四钱，水一大盏，姜三片，枣一枚，煎七分，去滓。食前服，以效为度。

其十，预防六辛年水运不及之五味子汤（同上）。

适应病证：治肾气虚，坐卧湿地，腰膝重着疼痛，腹胀满，濡泄无度，行步难，足痿，清厥；甚则浮肿，面色不常，或筋骨并臂腘痠，目视䀮䀮，膈中及咽痛。

药物组成：五味子、附子（炮，去皮脐）、巴戟（去心）、鹿茸（燎去毛，酥炙）、山茱萸、熟地黄、杜仲（姜汁浸，炒断丝）各等份。

上㕮咀。每服四钱，水一大盏，姜七片，盐少许，煎七分，去滓。食前服，以效为度。

2. 六气客主加临时民病主方及加减法

六气主要是从我国的气候区划、气候特征来研究气旋的规律，包括对灾害性天气的研究。古代气候区划，是从五方观念来的，有东方生风、南方生热、中央生湿、西方生燥、北方生寒之说。热分君火与少火，这就是风、热、暑、湿、燥、寒六气。按照十二支化气的原理，逢子逢午年为少阴君火（热气）司天，逢丑逢未年为太阴湿土司天，逢寅逢申年为少阳相火司天，逢卯逢酉年为阳明燥金（燥气）司天、逢辰逢戌年为太阳寒水（寒气）司天，逢巳逢亥年为厥阴风木司天。将逐年的司天客气（三之气），加临于主气的第三气上面，其余五气，便很自然地以次相加。主岁的客气与主时的主气，在一年的六步中，上下交遘，错综互见，以成一年的气象变化的情景，六年一周期。客气主气上下加临，主要用于观察其相生相克的关系所在，客主之气彼此是相生的，便相得而安和；如果彼此是相克的，便不相得而为病。

其一，预防辰戌年客主之气不相得之静顺汤（同上）。

药物组成：白茯苓（去皮）、干木瓜各一两，附子（炮，去皮脐）、牛膝（去苗酒浸）各三分，防风（去叉）、诃子（煨，去核）、甘草（炙）、干姜（炮）各半两。

上㕮咀。每服四钱，水一大盏，煎七分，去滓。食前服。

临时加减：

其年自大寒至春分，宜去附子，加枸杞半两。

自春分至小满，依前入附子同枸杞。

自小满至大暑，去附子、木瓜、干姜，加人参、枸杞、地榆、香白芷、生姜各三分。

自大暑至秋分，依正方加石榴皮半两。

秋分至小雪，依正方。

自小雪至大寒，去牛膝，加当归、芍药、阿胶（炒）各三分。

其二，预防卯酉年客主之气不相得之审平汤（同上）。

药物组成：远志（去心）、姜汁（炒）、紫檀香各一两，天门冬（去心）、山茱萸各三分，白术、白芍药、甘草（炙）、生姜各半两。

上㕮咀。每服四钱，水一大盏，煎七分，去滓，食前服。

临时加减：

自大寒至春分，加白茯苓、半夏、紫苏、生姜各半两。

自春分至小满，加玄参、白薇各半两。

自小满至大暑，去远志、山茱萸、白术，加丹参、泽泻各半两。

自大暑至秋分，去远志、白术，加酸枣仁、车前子各半两。

自秋分至大寒，并依正方。

其三，预防寅申年客主之气不相得之升明汤（同上）。

　　药物组成：紫檀香、车前子、青皮（去白）、蔷薇、半夏（洗去滑）、酸枣仁、生姜、甘草（炙）各半两。

　　上㕮咀。每服四钱，水一大盏，煎七分，去滓。食前服。

　　临时加减：

　　自大寒至春分，加白薇、玄参各半两。

　　自春分至小满，加丁香一钱。

　　自小满至大暑，加漏芦、升麻、赤芍各半两。

　　自大暑至秋分，加茯苓半两。

　　自秋分至小雪，依正方。

　　自小雪至大寒，加五味子半两。

　　其四，预防丑未年客主之气不相得之备化汤（同上）。

　　药物组成：木瓜干、茯苓（去皮）各一两，牛膝（酒浸）、附子（炮，去皮脐）各三分，甘草一分，生姜三分，熟地黄、覆盆子各半两。

　　上㕮咀。每服四钱，水一大盏，煎七分，去滓，食前服。

　　临时加减：

　　自大寒至春分，依正方。

　　自春分至小满，去附子，加天麻、防风各半两。

　　自小满至大暑，加泽泻三分。

　　自大暑至大寒，并依正方。

　　其五，预防子午年客主之气不相得之正阳汤（同上）。

　　药物组成：白薇、玄参、川芎、芍药、桑白皮（炙）、旋覆花、当归（去苗）、甘草（炙）、生姜各半两。

　　上㕮咀。每服四钱，水一大盏，煎七分，去滓。食前服。

　　临时加减：

　　自大寒至春分，加杏仁、升麻各半两。

自春分至小满，加茯苓、车前子各半两。

自小满至大暑，加杏仁、麻子仁各一分。

自大暑至秋分，加荆芥、茵陈蒿各一分。

自秋分至小雪，依正方。

自小雪至大寒，加紫苏子半两。

其五，预防巳亥年客主之气不相得之敷和汤（同上）。

药物组成：半夏（汤洗）、枣子、五味子、枳壳（麸炒）、茯苓、诃子（炮去核）、干姜（炮）、橘皮（去白）、甘草（炙）各半两。

上㕮咀。每服四钱，水一大盏，煎七分，去滓。食前服。

临时加减：

自大寒至春分，加鼠粘子一分。

自春分至小满，加麦门冬（去心）、山药各一分。

自小满至大暑，加紫菀一分。

自大暑至秋分，加泽泻、山栀子仁各一分。

自秋分至大寒，并依正方。

查阅文献发现，宋元时期，与"时行民病治方"组方原理相似者，另有北宋医家韩祗和在《伤寒微旨论》中提出依据在不同节气选用不同的方剂治疗伤寒之说，如若立春以后至清明以前，宜调脉汤主之；清明以后至芒种以前，宜葛根柴胡汤主之；芒种以后至立秋以前，宜人参桔梗汤主之。

另据《宋太医局诸科程文格》中记载的"调一岁过愆以正一辅二奇方"，要求医家制方时，先明每年司天在泉、太少岁运，以及岁运太过、不及、平气之纪，再引《素问·五常政大论》经文以德、化、政、令、变、病，后详此岁所宜之药与调一岁之方。如：甲子年"上见少阴君火司天，中行大宫土运，下临阳明燥金在泉"，为敦阜之纪，运同地者温热化，宜用温热之药，故方以附子汤（附子二两为正，干姜一两、术半两为辅），每服三钱，水煎。余年仿此，依次为乙丑年、甲戌年附子汤（附子一两，术、干姜各半两），丙辰年附子汤（附子一两，术、甘草各半两），庚午年厚朴汤（厚朴二两，天雄、干姜各一两），癸酉年升麻汤（升麻一两，人参、前胡各半两），癸丑年人参汤（人参一两，术、甘草各半两），甲寅年人参汤（人参一两，麦冬、甘草各半两），己巳年细辛汤（细辛一两，防风、泽泻各半两）。

以上所列各方均依《素问·至真要大要》所云"君一臣二，奇之制也"而制。与"时行民病证治"系列治方比较，后者"因病立方，贵达感受之本；随证命药，当明通变之宜"，强调遣药制方不可拘泥，"要当随病机变态之宜，达权通意使之妙"。为便于参考，故录于此。

三、防治方法

王珪在《泰定养生主论》一书中记载了许多自己所收集的具有一定实用价值、富有特色的防治方法，其中包括有宗教修身养性的心理疗法，具有某种特定思维方式的咒禁疗法，外治、内服药治经验方法，以及针灸、按摩等方法，体现了王珪作为医家所必备的医学素质和独特的医疗经验。本节将《泰定养生主论》中之特色防治方法整理于下。

（一）胎教法

胎教的重点是让胎儿健康成长。胎教之名，最早的记载见于汉代贾谊著《新书·胎教》，其文曰："周后妃妊娠成王于身，立而不跂，坐而不差，笑而不喧，独处不据，虽怒不骂，胎教之谓也。"说明我国古代的胎教思想在殷周时期便已经初步形成。《史记·周本纪》记载："太妊之性，端一诚庄，惟德能行。及其妊娠，目不视恶色，耳不听淫声，口不出敖言，生文王而明圣，太妊教之，以一识百。卒为周宗，君子谓，太妊为能胎教。"
这便是古代著名的胎教案例。隋·巢元方《诸病源候论》中提出："妊娠三
月……形象始化，未有定仪，因感而变……欲子美好，宜佩白玉；欲子贤
能，宜看诗书，是谓外象而内感也。"唐宋以后，随着中医学的发展，胎
教研究得以医学理论为指导，从而使胎教思想得到了很大的发展。唐代著
名医学家孙思邈在其所著《备急千金要方》中列养胎专篇，论述养胎的重
要性和养胎的方法，文曰："旧说凡受胎三月，逐物变化，禀质未定。故
妊娠三月，欲得观象猛兽，珠玉宝物，欲得见贤人君子，盛德大师，观礼
乐钟鼓，俎豆军旅陈设。焚烧名香，口诵诗书古今箴诫，居处简静。割不
正不食，席不正不坐。弹琴瑟，调心神，和情性，节嗜欲，庶事清净。生
子皆良，长寿忠孝，仁义聪慧，无疾。斯盖文王胎教者也。"论述了妊娠
期间饮食起居、心神情性等方面的注意事项，虽针对母亲，但已是通过母
体对胎儿心理、身体健康的最初教育。王珪传承了前人有关胎教思想，指
出："故文王设胎教之法，使孕妇常观良金美玉，瑚琏①簠簋②之器，山川
名画之祥，而游目适怀。又听讲诵经史传集，而使秀气入胎，欲其生而知
之，是乃仁术也。若无真静，志思相弃，则徒为矫揉，不若朴素真常，毋
闻恶声，毋见恶事，如持满执盈，以吉合吉为善。佛氏有《胎骨经》，道
教有《三浩九气》《司命监生》等文，郑重尊贵，不可胜言。"（《泰定养生
主论》卷一）

按语： 王珪关于胎教论述，继承了《诸病源候论》《备急千金要方·养
胎论》所论，专注于孕妇维护精神健康和心理卫生，提出让孕妇置身于美

---

① 瑚琏：古代宗庙中盛黍稷的祭器。

② 簠簋（fǔ guǐ府鬼）：古代食器，方曰簠，圆曰簋。

好的事物、环境和氛围中，例如，观"良金美玉""瑚琏簠簋""山川名画"以游目适怀，丰富自己的生活，或"听讲诵经史传集，而使秀气入胎，欲其生而知之"。以使孕妇品德高尚、精神饱满、心情舒畅，"外象内感"，促进胎儿智慧、情绪、品质等方面的良好发育。至于供奉佛、道经文的方法，旨在"以吉合吉为善"，强调对母亲和胎儿精神世界的优化和美化，应该是王珪对"焚烧名香，口诵诗书古今箴诫"的应用，虽有人文熏陶的雏形，但人文知识的积淀才能得以进行，否则会弄巧成拙，读者应细审之。

（二）临产摄养法

妊娠足月，出现分娩征兆至产程结束期间发生的与分娩有关的疾病，称"临产病"。中医妇产科虽确立于唐宋，但在明清之前并未见对临产护理系统论述者。北宋杨子建因感其世收生者少精良妙手，而致痛伤难产，产妇无辜殒命，胎儿横遭夭折，乃于其临床经验基础上，参阅前人有关妇产科学说，编著了《十产论》。王珪于《泰定养生主论》卷一提出一套临产护理、临产催生及产后护理法，可资借鉴，具体如下：

大抵少艾初生临月，切勿令奸薄侍女，市嫂尼师，告之以利害，恐之以异端，使其致期畏忍搐缩，开阖参差，而气血乖张，家人无措。常以老成长上主管之，仍使温厚老姬三二人，与之剧谈，绐之以容易，则使其妥帖无忧。侯子胞下垂，玉户流津，痛阵再四，方至草上，则如瓜熟蒂落，而脱然分解矣。既产毕，不可即使仰卧，且半靠高枕，使其气顺血尽，方可翻复偃卧。频进疏通温平活血之药，荡涤清利为妙。（《泰定养生主论·卷一》）

按语：因考虑初产妇临产时会受到焦虑心境的困扰，王珪提出"以温厚老姬三二人，与之剧谈，绐之以容易，则使其妥帖无忧"；产后，"不可即使仰卧，且半靠高枕，使其气顺血尽，方可翻复偃卧"，另服"疏通温平活血之药"，方法客观实际，限于历史条件，能够提出较为完整的理论和一套行之有效的治疗难产的操作手法，已是难能可贵。

（三）浴儿法

凡冬夏浴儿久，易伤寒热癎病等证。不浴，亦不可。但初浴时，以猪胆汁一个入汤，温浴之，则不生疮疥。次用桃、李、梅根或枝各二两许，㕮咀，煎汤浴之，则去不祥。富室能以金一斤，虎头骨[①]一个，煎汤浴之，则压惊辟恶，妙。（《泰定养生主论·卷二》）

按语： 王珪之前，经过宋代医家的努力，中医儿科学已得到长足进步。此处"浴儿"用桃、李、梅根枝煎汤以去不祥，或以金（屑）合虎头骨煎汤以压惊辟恶之法，明显带有主观臆想，虽然满足了婴儿家人的心理需求，但内容仍然荒诞，有非科学的迷信色彩。

（四）房室养生法

房事适度对健康有益，但过度则有害。先秦两汉时期的养生家对房中术的态度是严肃的，强调"节欲保精，清心寡欲"，认为它能使人既享受房事之乐，又有所节制，这样就会使人气血和平，生命长久。早在马王堆汉墓医书的《天下至道谈》中就提出了"合男女必有则"的观点。汉唐之间，一方面提倡"欲不可绝"，认为坚持禁欲主义使阴阳不交，反而会导致疾病，甚至还会损伤年寿，一方面方士服石之风的盛行，提出采阴补阳、以人补人之说，主张"御女多多益善"。直至宋元，虽然部分医家开始关注房事养生与子嗣优生的关系，诸如"转女为男"，以及如何生男、如何生女等问题。但是"节欲保精"一直是房事养生的主题。

年二十者，必不得已，则四日一施泄，三十者，八日一施泄，四十者，

---

① 虎头骨：现为禁用品，可用代用品。

十六日一施泄。其人弱者，更宜慎之。毋恣生乐，以贻父母之忧，而自取枉夭之祸，而雷同众人也。能保始终者，却疾延年，老当益壮，则名曰地行仙，虽有贫富之异，而荣卫冲融，四时若春，比之抱病而富且贵，则已为霄壤之间矣。

人年五十者，精力将衰，大法当二十日一次施泄，六十者，当闭固勿泄也。如不能持者，一月一次施泄，过此皆常情也，不足为法。（《泰定养生主论·卷二》）

按语： 房事保健对人类健康长寿至关重要，正常的房事生活是人们幸福生活中不可缺少的一部分。王珪分别对"年二十者"与"年五十者"房事频次给出建议，认为节欲保精对健康长寿有积极意义。反此，房事不节，失精过度，或不懂方法，违反禁忌，必然耗伤精气，正气虚损，致使百病丛生。

（五）栓剂治带法

栓剂亦称"坐药"或"塞药"，虽然出现较早，但至今仍然应用于临床。从文献记载来看，仲景《伤寒论》中载有通便之蜜煎导方，葛洪《肘后备急方》中有用半夏和水为丸纳入鼻中的鼻用栓剂等。隋唐以后，《备急千金要方》《证治准绳》亦载有类似栓剂的制备与应用。王珪于《泰定养生主论》首倡栓剂治疗因带下病致不孕症，选如圣丹（《儒门事亲》卷十五），并补充用药目的，"服药难效，下取易痊，又且效速，而无伤脏气"。另选坐宣散（出处不详），用治"妇人血气虽壮，子宫不洁，月水不调，成赤白带下，不能成孕，或孕而半产不收者"，并详细说明使用方法。关于栓剂的优缺，今人研究尚多，此处不做赘述。鉴于此法使用上的优越性，很值得探索。以下仅录原方，以供参考。

如圣丹（方见《儒门事亲·卷十五》）。

治妇人赤白带下，月经不来，不能成孕。

白矾、蛇床子。

上二味，等份为末。醋糊为丸，如弹子大，胭脂为衣。薄绵裹，留绵带二尺许，打一大结，长留在后。只以绵裹药丸，深入玉户中。定坐半日，热极再换。大抵月水不通，赤白带下，多因子宫不洁，服药难效，下取易瘥，又且效速，而无伤脏气。明理信士，自识其要也。

坐宣散（出处不详）。

治妇人血气虽壮，子宫不洁，月水不调，成赤白带下，不能成孕，或孕而半产不收者。

硇砂（研）二豆大，枯白矾（研）五豆大，紫葳（即凌霄花也，干者）二钱，大蓟（末）一钱，小蓟（末）一钱，山慈菇（干者）一钱，当门子（另研）一豆大，猪牙皂角（末）小钱上字。

上件为末和匀，取一半同精猪肉二钱重，细研入药末在肉，再研令极匀如泥，用细密轻生绢一二尺，以一头缝作一小袋儿，长五寸许，大如食指，以肉药尽入于内，紧实针线缝口，余绢尺余打一大结。令妇人内玉户令深，留一大结，余绢在外，勿令缩上为害。即坐半日许，勿动身。仍先用旧布帛盛之，俟其恶水自下。未下，日夜再用，以效为度。未效用前半剂，更自消息方便。然后多服增损四物汤，及大黄膏，则自然孕成无伤。一切赤白带下，诸药不效，皆宜大黄膏，方见《孕育门》。

（六）经脐给药法

经脐给药，中医称为"脐疗"，是中医治疗疾病的一种外治方法，因为脐部给药具有治疗范围广、疗效速、容易掌握等优点，适用于内、外、妇、儿诸科的常见病、多发病及疑难危急病症。例如，仲景《金匮要略》中就有"凡中暍不可使得冷，得冷便死，疗之方，屈草带，绕暍人脐，使三两人溺其中，令温"的记载，实为最早的脐部给药法。可惜，以后历代医家虽有沿用和发展，但多不受重视。以下选录王珪应用此验一例。

昔有士人，弱冠未婚，病遗沥日久，每作虚寒脱泄治之，愈甚。来求余诊，六部弦数，不记至数，人已骨立，不能自支。余曰：苦哉，此三焦不利，膀胱蓄热，五淋病也。患者曰：膏血砂垢，每溺则其痛不可胜言。余用《局方》五淋散加山栀子、赤芍药、川木通、瞿麦穗、蚵蚾衣草、滑石末大作剂，入灯心二十茎煎服。五七日全愈。无奈频发，自后侵晨人来告急云：九日便溲俱不通，秘闷将死。余即令用细灰于患人连脐带丹田，作一泥塘，径如碗大，下令用一指厚灰四围高起，以新汲水调朴硝一两余令化，渐渐倾入灰塘中，勿令漫溢横流。须臾大小便迸然而出，溺中血条，皆如指面。若非热解气使，则其如龟窍之小何？又连出三四日恶物，复得回生。再令服黄连解毒丸，前后二三载，不下三四斤矣。至今安然不发。

按语：脐部给药法是将药物做成适当剂型施于脐部，从而治疗全身疾病的方法。肚脐是心肾交通的"门户"，是先天之本，生命之根，与人体脏腑有着密切联系，因此通过脐部给药可以达到治疗全身疾病的目的。西医学认为，脐部是人体胚胎发育过程中腹壁最后闭合处，表皮角质层最薄，屏障功能亦最弱，皮下没有脂肪组织，脐下腹膜有丰富的静脉网和胸、腹静脉相连通，并有动脉分支，血管丰富，药物易通过薄层皮肤弥散而吸收入血，进而发挥药物的全身治疗作用。此案病患遗沥，前医曾以虚寒脱泄为治，投补益固涩之剂导致郁热内停。初诊症脉合参，断为"三焦不利，膀胱蓄热"，选用五淋散（《太平惠民和剂局方·卷六》）加减以清利膀胱积热，疏通水道。其后病复，并见邪热内伏，故"九日便溲俱不通，秘闷将死"，采用脐部给药法，取朴硝融化内浸以开前后二窍，终以黄连解毒丸获效。本案后经《名医类案》转载，始为后世医家重视。

王珪

后世影响

考察明清时期的医学文献可以发现，王珪学术思想对于后世的影响，主要体现在其对痰证的认识及治法方药的创新上。尤其"滚痰丸"的研制和运用，为元代以后中医临床各科痰证诊治提供了丰富的经验与方法。可惜的是，王珪及其所著《泰定养生主论》一书并没有引起人们足够的关注。我们考虑，《泰定养生主论》问世之际，正值学术空前活跃、名家辈出、医学各科成就突出之时。加之宋元时期，养生类著述日渐丰富，特别是养生专论和专著的大量涌现，以致王珪及《泰定养生主论》在很长时期内并没有引起人们的重视。但从《丹溪心法》引《泰定养生主论》所言"痰清白者为寒，黄而浊者为热"之说可以推知，王珪及其所创"滚痰丸"在当时中医学界仍有一定影响，或许因为《泰定养生主论》书名冠以"养生"二字，加之王珪的隐士医家的身份，以致世人仅知王隐君所创"滚痰丸"，终使其书"匿民间久之"。

从医学史的角度看，金元时期名家辈出，无论在痰证诊治的理论与方法上，还是在养生及临床疾病防治上，都取得了较大的发展。王珪在痰证诊治和养生学两方面，均具有独到的理论建树和丰富的实践经验，在学术思想上颇具开创性。随着明清时期中医养生学发展之鼎盛时期的到来，各类养生类著作的刊刻，同时也出现了大量的道教养生学著作，使得王珪及其《泰定养生主论》渐渐受到人们的关注，如明代医家徐春甫撰《古今医统大全》广引《泰定养生主论》相关论述，对于王珪治痰方药和养生思想的推广起到了积极的作用。

一、历代评价

　　王珪在痰证诊治和养生学两方面，虽具有独到的理论建树和丰富的实践经验，在学术思想上颇具开创性，其所创礞石滚痰丸在后世临床得到广泛应用，但古代学者对王珪学术贡献的评价较少。徐春甫《古今医统大全》曾谓："王珪……志行高洁，见道真明，尤邃于医学，屏世虑，隐居吴之虞山，人称隐居。所著方书，超出群表。自幼及壮至老，调摄有序，论证有旨，至于诸痰诸饮挟火为患，悉究精详。制有滚丸痰，最神效。"现代学者对王珪学术思想与经验的研究渐多，对其养生与痰证诊治的贡献也多有评价。如严世芸认为在金元时期最负盛名的养生学专著，是元代中叶王珪的《泰定养生主论》。该书从婚合、孕期开始就讲究养生，而将养生措施贯穿于人生之生、长、壮、老的全过程中，并将优生优育与养生密切联系，其学术思想是非常卓越的。刘小华也认为王珪从幼年就开始注意养生，自幼及壮至老调摄有序，与今日所知变老过程是在老年到来以前很早就开始的论点暗合，具有重要意义。《泰定养生主论》在浩如瀚海的古典养生论著中，以它独特的见解和经历实践验证的效果而别具一格，为后世传颂刻印，至今对于养生仍有其指导意义。

　　王珪有关痰证诊治的思想与经验，受到当代学者的高度重视，也获得了较高的评价。潘桂娟等认为，中医痰病理论系统研究，应该说是自元代王珪始，他较为全面系统地分析研究了痰病，使痰病理论臻于成熟，其创制的"礞石滚痰丸""豁痰汤""龙脑膏"等著名方剂，至今应用于临床而不衰。朱曾柏评价说：王珪在《诸病源候论》等古典医籍的影响下，对诸痰诸饮之症，体察甚细微，特别是于痰火诸症，研究尤为精辟，他创制的"礞石滚痰丸"，治疗热痰、老痰胶固而引起的各种病证，至今仍在有效地运用于临床。他对广义痰病痰症的论述，将中医痰病学推广、渗透到临床各科起了重要作用，是"怪病责之于痰""百病皆因痰作祟"之先声。因此，王永炎等认为元代王珪是当时论治痰病最具特色的医家。

二、后世发挥

王珪以后，明清医籍所见关于滚痰丸应用之案例，文多精短易读，应用着眼于痰证治疗，于医理判断与处方思路颇多精益。最关键的是，明清以后医家经长期大量的临床观察，提炼出滚痰丸为"实热老痰、结核异证"（谢观《中国医学大辞典》)，并被广泛用于治疗癫狂、惊悸、怔忡、昏迷、咳喘、胸脘痞闷、眩晕、呕恶等一系列因于外感痰热实证及七情痰火所引起的脏腑失调、气机逆乱等证。以下以病证为题，精选明清医家应用滚痰丸之经典医案以供读者参考学习。

（一）明清医家对滚痰丸的应用

1. 不寐

不寐的病因以情志、饮食或气血亏虚等内伤病因居多，其病位在心，但与肝、胆、脾、胃、肾关系密切。不寐虚证多由心脾两虚、心虚胆怯、阴虚火旺，引起心神失养所致。不寐实证则多由心火炽盛、肝郁化火、痰热内扰，引起心神不安所致。若实热顽痰内扰，经久不寐，或彻夜不寐，大便秘结者，可用滚痰丸降火泻热，逐痰安神。选案如下：

太常卿胡慕东，形神俱劳，十昼夜目不得瞑，自服归脾汤数剂，中夜见鬼，更服苏合丸无功。余曰：脉大而滑，痰气胶固也。二陈汤加枳实、苏子，两日进四剂，未获痊可。更以人参汤送滚痰丸下痰积甚多，因而瞑眩，大剂六君子汤，服一月乃安。（《脉诀汇辨·卷九》)

按语：本案患者既有形神俱劳，又见脉大而滑，乃气血不足与痰气阻滞的虚实夹杂之证，单用补益则痰气不去而病不愈；用二陈汤加枳实、苏子似有病重药轻之嫌，故以人参汤送服滚痰丸补泻兼施，后以六君子汤调养而愈。

2. 癫病

癫病多由七情内伤，致使气滞、痰气郁结、血瘀或先天遗传致脑神异常所致，以脏气不平、阴阳失调、神机逆乱为病机关键。其中痰气郁结者，多因思虑太过，所愿不遂，心脾受伤，思则气结，心气受抑，脾气不发，则痰气郁结，上扰清窍，以致蒙蔽心神，神志逆乱而成。或思虑太过，心血内耗，脾失化源，心脾两虚，血不荣心，或药物所伤，中州受损，中阳虚衰，神明失养而成。选案如下：

李士材治张少椿女，以丧子悲伤，忽当雷雨交作，大恐，苦无所避，旦日或泣或笑，或自语，或骂詈，如中鬼祟。诊其心脉浮滑，余皆沉细，此气血两亏，忧恐伤心，心伤则热，热积生风也。以滚痰丸，用桔梗、延胡索、陈皮、杏仁煎汤送下，出痰积甚多而愈。(《张氏医通·卷六·神智门·癫》)

按语：《素问·举痛论》指出："悲则气消……惊则气乱。"此患者因丧子悲伤而气血两虚，同时又因惊恐伤心，气机逆乱，痰气交阻蒙蔽心神而神识紊乱。急则治标，药用滚痰丸，用桔梗、延胡索、陈皮、杏仁煎汤送下，以加强其行气祛痰之力。

3. 中风

中风病是由于正气亏虚，饮食、情志、劳倦内伤等引起气血逆乱，产生风、火、痰、瘀，导致脑脉痹阻或血溢脑脉之外为基本病机，以突然昏仆、半身不遂、口舌歪斜、言语謇涩或不语、偏身麻木为主要临床表现的病证。根据脑髓神机受损程度的不同，有中经络、中脏腑之分，各有相应的临床表现。就痰浊与中风的发病而言，可由于过食肥甘醇酒，致使脾胃受伤，脾失运化，痰浊内生，郁久化热，痰热互结，壅滞经脉，上蒙清窍；或素体肝旺，气机郁结，克伐脾土，痰浊内生；或肝郁化火，烁津成痰，痰郁互结，携风阳之邪，窜扰经脉，发为本病。《丹溪心法·中风》谓："湿土生痰，痰生热，热生风也。"相关治疗，亦应分辨急缓、标本，活用平肝息风、清化痰热、化痰通腑、活血通络、醒神开窍等治疗方法。选案如下：

天长县钟水村人，年三十余岁，形肥质厚，素不嗜酒色，偶因劳役，继以外虑，忽患中风，左手足不遂，痰涎壅盛，口能言而头痛如斧劈，大小便利，诊之六脉洪滑，有力不数，此痰火类中风也。遂先用至宝丹丸为引导，次用煎药南星、半夏各二钱，陈皮、白术、白茯苓、白芍药各八分，黄芩、石膏各一钱，当归一钱五分，甘草五分，天麻、川芎、羌活、防风各八分，僵蚕、全蝎、红花各五分。作大剂，用姜汁、竹沥传送，一服而减半。外用滚痰丸下午服。后以此方随症加减，数剂全安。(《脉症治方·卷四》)

按语：此案患者形肥质厚，因劳役等诱发中风，临床表现为左手足不遂，痰涎壅盛，六脉洪滑有力等，为痰浊闭阻脑窍之证。治疗用至宝丹开窍安神，化浊解毒；用南星、半夏、姜汁、竹沥、滚痰丸等加强逐痰之功；用天麻、川芎、羌活、防风、僵蚕、全蝎、红花以祛风通络。诸药合用，化痰开窍，活血通络而取效。

4. 痰饮胁痛（痰癖）

胁痛之名首见于《素问·脏气法时论》："肝病者，两胁下痛引少腹，令人善怒。"由于肝胆经脉布于两胁，故一般认为，胁痛皆与肝（胆）的疏泄功能失常有关，相关证型有肝气郁结、肝经湿蕴、肝阴不足等。胁痛中另有痰饮胁痛及痰癖二证，前者即仲景《金匮要略·痰饮咳嗽病脉证并治第十二》所谓"留饮者，胁下痛引缺盆，咳嗽则转甚"。《东医宝鉴·外形篇》进一步补充说："痰饮流注于厥阴之经，亦能使胁下痛，病则咳嗽，气急引胁痛。"后者见于《诸病源候论·癖病诸候》，是指痰浊流滞胁肋之间，以致胁痛。此二证病机类似，皆由水饮痰浊痹阻气机所致，治应以消痰软坚，利气通络为法。选案如下：

一人年六旬，证患右胁块肿作痛，气壅不能卧，医作肿毒治，增剧。予诊右脉滑大，左脉沉涩，曰：此非肿毒，乃痰火也。右脉滑大者，本病也；左脉沉涩者，火胜血衰也。肿者，痰之所注。痛者，火之所激。不得卧者，三阳之脉本下行，今肠胃热结于内，脉不下行，气上奔逆故也。治宜化顽痰，散结热，则肿消痛定而卧安矣。先以三黄丸三钱，合滚痰丸一钱，下其结热。服后，下结粪数十枚，夜卧即安。喜曰：药其神乎！予曰：未也，热结已深，痰注已久，非渐祛之，不能去根。遂以胆星、半夏、陈皮、海粉、白芥、香附、茯苓、竹沥逐其痰，以酒炒芩、连、薄荷、童便清其热，以松节、羌活、归身通其络活其血。服药二十剂，胁块肿痛尽消，但手与背更易而痛，此胸胁之痰已行，而流入手背者犹未除耳。仍以控涎丹二十粒，下痰涎碗许，痛即止。更以养血健脾，少佐涤痰清热，再服三十剂而康。(《医述·卷十·杂证汇参》)

按语：本案胁肋肿块疼痛，乃痰火郁结所致，故治疗始终抓住痰火郁结之病机，先用三黄丸与滚痰丸以泻火逐痰，痰浊热结渐解；续用汤剂清热逐痰，活血通络；最后以养血健脾，涤痰清热而收效。整个治疗过程体现了中医治病求本、标本缓急的治疗原则。

5. 梦魇

梦魇，亦称为恶梦发作或梦中焦虑发作，是指人在睡眠中梦见惊恐怪异之事，致被恶梦惊醒的一种病证。隋·巢元方《诸病源候论·卒魇候》云："卒魇者，屈也，谓梦里为鬼邪之所魇屈也。人卧不寤，皆是魂魄外游，为他邪所执录，欲还未得，致成魇也。"宋·赵佶《圣济总录》中指出："其寐也魂交，其觉也形开，若形数惊恐，心气妄乱，精神郁，志有摇动，则有鬼邪之气，乘虚而来，入于寝寐，使人魂魄飞荡，去离形干，故魇不得寤也。"认为此病乃外受惊恐，心神被扰，神魂不宁所致。梦魇的发生，除与"脾在志为思""心主神明"十分相关外，亦与痰邪有着较为密切的关系。选案如下：

文学朱文嵒，遍体如虫螫，口舌糜烂，朝起必见二鬼，执盘飧以献，向余怆哭曰：余年未满三十，高堂有垂白之亲，二鬼旦暮相侵，决无生理。倘邀如天之力，得以不死，即今日之秦越人矣。遂叩头流血。余诊其寸脉乍大乍小，意其为鬼祟，细察两关，弦滑且大，遂断定为痰饮之病。投滚痰丸三钱，虽微有所下，而病患如旧，更以小胃丹二钱与之，复下痰积及水十余碗，遍体之痛减半。至明早，鬼亦不见矣。更以人参三钱、白术二钱煎汤，服小胃丸三钱，大泻十余行，约有二十碗，病若失矣。乃以六君子为丸，服四斤而痊。（《医宗必读·卷九》）

按语： 古人云怪病多痰，此案患者遍体如虫螫，口舌糜烂，梦魇，两关脉弦滑而大，医者据此诊断为痰饮之病。治疗用滚痰丸加小胃丹攻逐痰浊，其中小胃丹出于《丹溪心法》卷二，由芫花、甘遂、大戟、大黄、黄柏组成，用于治疗膈上痰、风痰、湿痰所致的肩膊诸痛。故用药后下痰积及水十余碗，遍体之痛减半，痰浊阻滞得以解除，故梦魇也得以消除。

6. 遗精

遗精是指因脾肾亏虚，精关不固，或火旺湿热，扰动精室所致的以不因性生活而精液频繁遗泄为临床特征的病证。此证发病因素比较复杂，《明医杂著·梦遗滑精》篇说："梦遗滑精……饮酒厚味，痰火湿热之人多有之。"《医学纲目》又说："思想结成痰饮，迷于心窍而遗者，许学士用猪苓丸之类，导引其痰是也。"由此可见，过食醇酒厚味，积滞不化，戕伤脾胃，酿成痰火，痰火扰动精室；或忧思太过，心脾损伤，结成痰饮，上扰于心，心肾不交，也可发生遗精。选案如下：

一少年遗浊，少腹有气冲上（肝气逆也），每日腰热（肾火郁也）。知其有郁，先用滚痰丸大下之，次用加减八物汤吞滋肾丸（见小便不通）百粒。若稍用蛤粉等涩剂则遗浊更甚，遂改用导赤散（见发热）大剂煎服，遗浊皆止。

有腰热遗精者，用滚痰丸下之，又用导赤散治其火，乃愈。知身有热而遗者，多为热遗也。（《医碥·杂症·遗精》）

按语： 本案痰火郁热遗精，以火热为主，治以滚痰丸泻火逐痰；次用加减八物汤吞滋肾丸，补益气血，滋阴降火；后用导赤散清心泻火而愈。治疗过程根据病证的变化，随证治之，充分体现了中医辨证论治的精神。

7. 喘嗽

喘与嗽不同，喘证是以呼吸急促，甚至张口抬肩，鼻翼扇动为特征。至于咳嗽，古人言"有声无痰为咳，无声有痰为嗽，有声有痰为咳嗽"。一般认为，肺为娇脏，痰随气升，气为痰阻，交阻于肺，使气道不利，可病喘嗽。《景岳全书·喘促》指出："气喘之病，最为危候，治失其要，鲜不误人，欲辨之者，亦惟二证而已。所谓二证者，一曰实喘，一曰虚喘也。"临床上多以喘嗽同见，虚实夹杂，然多有痰气交阻之病机，治疗当权衡标本缓急，予以处理。选案如下：

一人形长色苍瘦，年逾四十，每遇秋凉，病咳嗽气喘不能卧，春暖即安，病此十余年矣。医用紫苏、薄荷、荆芥、麻黄等以发表，用桑白皮、石膏、滑石、半夏以疏内，暂虽轻快，不久复作。汪诊之，脉颇洪滑，此内有郁热也。秋凉则皮肤致密，内热不能发泄，故病作矣。内热者，病本也。今不治其本，乃用发表，徒虚其外，愈不能当风寒，疏内徒耗其津，愈增郁热之势。遂以三补丸，加大黄（酒炒三次）、贝母、栝蒌丸服，仍令每年立秋以前，服滚痰丸三五十粒，病渐向安。（《杂病广要·脏腑类·咳嗽》）

另外，痰喘既作，必然痰邪郁伏体内，气机逆乱，加之若遇患者正气较虚弱，气血不足，或因情志抑郁，肝气郁滞，伤及阴血，或素体血虚，均可导致风痰之邪乘虚而入，壅闭经络，而致肢体经脉失养，并发肢体抽搐。选案如下：

一小儿痰壅而发搐，气促而喘，予用礞石滚痰丸，桑白皮煎汤，研碎调服之。喘定痰下，搐亦止矣。（《幼科发挥·卷一·肝经兼证》）

按语：此选两案，案一为痰热壅肺，治用三补丸加大黄、贝母、栝蒌清泻肺热，祛痰平喘，配服滚痰丸泻火逐痰。其中三补丸方出《太平圣惠方》卷五十九，名见《丹溪心法》卷三，由黄连、黄柏、黄芩组成。案二因痰壅而发搐，治疗谨守病机，以滚痰丸配桑白皮泻热逐痰而愈。

8. 癃闭

癃闭病位在膀胱，但与肺、脾、肾、肝、三焦有密切关系，各种原因导致上述脏器的功能失调，膀胱气化不利，尿路受阻，即可导致本病的发生。痰病尤易阻滞气机，影响气化，若素为痰热之体，或湿热久郁酿痰，痰热蕴结，三焦气化不利，形成癃闭，甚则导致尿毒内攻，扰乱心神；或因饮食不节，脾胃受损，加之过劳伤脾，不能升清降浊，痰涎内生，下注膀胱，气道不通，形成癃闭；或因七情内伤，肝脾失调，痰气互结，闭遏不通，水道受阻，形成癃闭。亦有病疟久而不愈，既伤耗气血，正虚邪恋，又致血瘀痰凝，即便疟病可瘥，但痰气闭塞下焦，仍有病癃闭者。选案如下：

朱月樵，诗冠一时，善谈医理。其表兄孙吉人，病疟热甚，自食荸荠数斤，大泻黄水数日，疟不复作，而沉困转加，小溲浑赤，大解亦无，延至旬日，小解时忽茎中作痛，仅能涓滴，屡进通淋药不效，势转危迫，延余诊视。时月樵在坐，谓此系结粪壅逼膀胱，非癃淋可比。余因用大黄先行大便，继进龙胆泻肝汤送滚痰丸，下大便斗余，小解遂通。愈后旬日，肾囊先寒后热，小便仍前涓滴作痛，每日按期而作，其苦万状，逾时乃止，既止小解如常。月樵谓又非前症可比，盖其人素本善疟，今又疟后，当是疟邪未尽，乘州都之虚，而陷入膀胱之府。肾囊寒热，犹疟之有寒热也。茎痛溲淋，淋止如常，犹疟之有汗，汗透乃解也。因议天水散合小柴胡，加羌活、青皮，服之遂寒战，逾时寒已复热，仍归于疟，一汗而愈。附此以广见闻。(《医略十三篇·痎疟第九》)

按语： 本案诊治首先着眼于患者小溲浑赤，大解亦无，延至旬日，小解时忽茎中作痛，仅能涓滴，且屡进通淋药不效，判断为结粪壅逼膀胱，用大黄以及龙胆泻肝汤送滚痰丸，泻热通便，兼利湿热，而小便通畅。后因疟邪未尽，乘虚陷入膀胱，参照疟病治法，用天水散合小柴胡加味，清利湿热，和解少阳而愈。天水散即益元散，又名六一散。

9. 发热

发热是内科疾病中常见症状之一，是机体正气与邪气相争，阴阳失调的一种病理反应。按照病因划分，有外感和内伤之不同。痰阻发热属内伤发热范畴，是指痰浊停伏体内，阴阳升降不利，郁而发热。《证治汇补》称为痰证发热。发病多因素有痰饮或痰湿内停，三焦阻隔，或过食生冷肥甘，痰湿停滞中焦，以致阻碍气机，营卫失调，郁久发热。或因忧思郁怒，而肝气不舒，以致痰气郁结，阴阳升降不利，即可产生发热。治宜祛痰为先，痰浊祛则热自除。选案如下：

查养和女佣十八岁，端午节啖糯米粽过多，遂病胸膈饱闷，恶寒发热，舌苔垢腻，脉息滑大。先与平胃散合枳桔汤，加神曲、栝蒌，不效。乃于方中加滚痰丸三钱，服后得大便两次，胸膈遂通。嗣以原方去滚痰丸，合小陷胸汤，接服两剂全愈。

黄焕文君病湿温，予已为之治愈矣。未几因饱啖鸡肉、荤面、莲子等物，复病胸次满闷不舒，发热口干，舌苔干腻，与枳桔汤合小陷胸汤，加神曲作煎剂，并令先服滚痰丸三钱。服后先得大便，随即得汗甚多，衣襟俱湿。盖前病之余气未尽，不仅食滞为患也。自是热退胸舒，知饥能食。复以六君子汤加麦冬、苡仁，接服两日而瘳。（《丛桂草堂医案》卷三）

张姓女十四岁，初觉身体困倦，饮食无味，越两日薄暮，先恶寒，旋即发热，谵语不识人，手舞，吃吃然笑不休，口渴烦躁，其家骇怪，以为痧，又以为邪祟。至夜深时，叩门延诊。予视其脉，滑数不调，舌尖红，中苔白腻，身热有汗。盖暑湿痰滞蕴结于中焦之病也，用小柴胡合小陷胸汤去人参，加滚痰丸三钱同煎。服后得大便三次，神清热退，能安睡矣。但尚不知饥，仍与小柴胡汤加枳壳、桔梗、佩兰、益元散，二服而瘳。（《丛桂草堂医案·卷四》）

按语： 上述三个案例，前两个患者为痰食交阻，单用消食导滞不效，故合用滚痰丸泻热逐痰，导下积滞而愈。后一患者则为暑湿兼加痰滞，蒙蔽心神，用小柴胡合小陷胸汤去人参加滚痰丸，清泄暑湿，逐痰通便，暑湿退而痰滞去，病情缓解。但暑湿之邪并未全清，故再用小柴胡汤加益元散等清利暑湿。

10. 喉风

喉风系咽喉部突然肿痛、音哑、喉鸣、呼吸困难的疾患。若兼见牙关紧闭、吞咽困难者，称"锁喉风"；咽喉部糜烂者，称"烂喉风"。喉风主要的病因是风热搏结于外，火毒炽盛于内，肺失清肃，火动痰生，痰火邪毒停聚咽喉所致。如《丹溪心法》所说："缠喉风喉闭之证，皆由膈间素有痰涎，或因酒色七情不节而作。火动痰上，壅塞咽喉，所以内外肿痛水浆不入，可谓危且急矣。"此病临床治疗十分棘手。选案如下：

家嫂于今年九月，陡患喉症，初起时仅咽喉两旁红肿起白点，发热恶寒，头疼，舌苔淡黄而腻，脉滑。盖湿热痰滞酝酿为患。初用薄荷四分，桑叶一钱，连翘四钱，栝蒌、金银花、贝母各三钱，金果榄二钱，鲜生地六钱，煎服。外吹蓬莱雪。次日寒热退，而咽喉两旁则破烂，汤水难下，舌苔淡黄厚腻，右脉滑数，乃痰伏上焦也。前方去薄荷、桑叶，加杏仁三钱，冬瓜仁、丝瓜络各四钱，黄芩二钱，木通一钱，石菖蒲四分，梨汁一酒钟和服。第三日复诊，喉部溃烂未至蔓延，咽内常觉痰阻，舌苔黄腻，痰浊甚重。轻剂不能治也，乃易方用旋覆花二钱，贝母四钱，海浮石、蒌仁、半夏曲、麦冬、生地各三钱，川连五分，橘皮一钱五分，梨汁、莱菔汁和服。并另用梨汁、莱菔汁与饮。痰渐活动，能稍稍咯出矣，然舌苔则满布黏腻，口黏而干，大便数日未通，右脉滑数。乃以原方去海浮石，加滚痰丸三钱同煎，盖欲通其大便，使痰浊下降也。此药服后，夜间能睡一二时，知饥欲食，而病势遂大退矣。然并未大便，惟吐痰则甚多，舌苔尚腻，仍以前方去滚痰丸。服后诸恙俱退，家嫂以药太苦，遂不服药，但以薄粥调养，越日大便始通，而起居如常矣。(《丛桂草堂医案》卷四)

徐学士检老以正月食新蒜炒肉，又冒风寒，因咳嗽喉疼声哑。翁原有痰火，又为外邪所束，不得发越以致此。治当润肺清热、化痰调气以祛其本，兼散邪解表以治其标，庶乎喉痛可除，声音可开亮矣。先与栝蒌仁、橘红、桔梗、薄荷、贝母、桑白皮、地骨皮、葛根、前胡、甘草，四帖，复以滚痰丸，同七制化痰丸，两帖夜服，诸症除而声且亮矣。此釜底抽薪法也。(《孙文垣医案·卷五·宜兴治验》)

按语：本病案一初为风热兼加痰滞，治以疏风清热化痰，表证退而痰热之象凸显，进而治以清热化痰为主；继则热象不显而痰浊之势加重，大便数日不通，故加用滚痰丸以攻逐痰浊；最后以稀粥调养胃气而愈。案例二为表里同病之证，内有痰火，外有表邪，故治疗表里标本兼顾，润肺清热、化痰调气以祛其本，散邪解表以治其标，虽未明言大便情况，但称其治法为釜底抽薪，则通泻大便仍是其治疗获效的重要措施之一。

11. 幻听

幻听是精神分裂症的常见症状之一，在幻听支配下，病人会出现各种思维、情感行为异常，甚至导致冲动、毁物、自伤、伤人的危险后果，有部分患者虽然多年服用抗精神病药物，但幻听却始终不消失。中医认为，耳之所以能听，有赖于五脏六腑之精气上行灌输。肾主藏精，开窍于耳。精神病患者往往肾精不足，精气不能上行营养两耳，两耳失养，故耳为之苦鸣；精神疾病多有积忧化火，心火上炎，壅阻清窍，故耳若有闻，不能自主。肾阴不足，心火上炎，心肾不交，神失安舍，乃致幻听。例如，《备急千金要方》记载磁朱丸治疗耳鸣幻听。痰火为耳鸣耳聋病证类型之一，往往由于恣食辛辣炙煿，或醇酒厚味，伤及脾胃，健运失职，水湿聚而酿为痰浊，痰郁化火，痰火上壅耳窍，发为耳鸣耳聋之症。选案如下：

孟望湖，淮安人，耳中闻人声，悉是祖考谈其家，扰挠不休。邀刘春斋医治，诊之曰：暴病谓之胃火，怪病谓之痰，用滚痰丸下之而瘥。(《续金陵琐事》)

按语：李用粹《证治汇补·癫狂》言："癫狂似祟，有视听言动俱妄，甚则能见平生未见闻事及五色神鬼……或挟痰火，壅闭神明。非真有祟也，宜随症治之。"本案幻听乃痰火上扰所致，故用滚痰丸泻火逐痰，药证相合，取效甚速。

12. 头痛

头为诸阳之会，清阳之府，又为髓海之所在。凡五脏精气，皆上注聚合于首。《素问·方盛衰论》曰："气上不下，头痛颠疾。"外邪侵袭，内伤诸疾，导致脏腑功能失调，痰浊内生，上扰清窍，阻塞脑络，清阳之气不升，气血为之逆乱，瘀阻清窍，脑络失养，皆可能导致头痛。痰病头痛可细分为风痰型、湿痰型、痰厥型、热痰型、痰瘀头痛等不同证型，治疗分别采用祛风化痰、燥湿化痰、温阳化痰、清降痰火、痰瘀同治等方法。举案如下：

马元仪治一人患头痛，经年不愈，早则人事明了，自午至亥，神气昏愦不宁。作风治，治无效。诊之两脉俱沉且滑，此太阴、阳明痰厥头痛也，用礞石滚痰丸，间服导痰汤以荡涤之，次以六君子少加秦艽、全蝎，调理而安。（《续名医类案·卷十六》）

按语：高巅之上，唯风可到，风邪侵袭人体常上犯头面部位而导致头痛。本案初作风治而无效，又诊得两脉沉滑，故考虑为痰厥头痛，用礞石滚痰丸，间服导痰汤以荡涤痰浊，痰浊去而清阳升，则头痛自愈。

13. 胃痛

胃痛其最初致病之由，正如《医学正传》所谓"多因恣纵口服，嗜好辛酸，恣饮热酒煎煿，复餐寒凉生冷，朝伤暮损，日积月深"而成。病的发展经过，"自郁成积，自积成痰，痰火煎熬，血亦妄行，痰血相杂，妨碍升降，故胃脘疼痛，吞酸嗳气，嘈杂恶心"。胃痛的病机虽多，但往往可与痰浊兼加为患，如若感寒邪，寒邪直中胃脘，与痰浊相合，则为寒痰滞胃；若外湿内侵或内湿壅盛，与痰相合，则为痰湿滞胃；若食滞胃脘，与痰相合，则为食痰滞胃；若肝气犯胃，气郁痰滞，阻于胃脘，则为痰气滞胃；若痰湿久郁化热，或肝郁化火，火热与痰相结合，则为痰热中阻；若脾阳不足，寒郁内生，则内寒与痰湿互为因果，滞于胃脘，而为阳虚夹痰；若胃阴不足，内热中生，痰热相合，滞于胃脘，而为阴虚夹痰；若病情日久，痰浊阻遏气血，则痰瘀互结，停滞胃脘，则为痰瘀滞胃。痰邪与寒、热、湿、食、瘀诸邪相合，停滞胃脘，阻遏气机，气机不利，壅滞不通，不通则痛，故发胃脘疼痛。治疗当重视祛痰，痰去邪除，气机畅利，上下得通，胃痛则自止矣。选案如下：

一妇胃脘痛，凡一月，右关寸俱弦而滑，乃饮食不节所致。投滚痰丸一服，下痰及宿食三碗许。节食数日，调理而愈。（《续名医类案·卷十八》）

按语：张三锡《医学六要》谓："宿食夹痰，气不流通，则奔迫大痛，俗谓心气痛是也。"本案胃脘痛正是宿食夹痰之证，用滚痰丸行气逐痰，使气机条畅，则通则不痛。

14. 闭经

闭经，最早记载于《素问·阴阳别论》中，称之为"女子不月""月事不来""血枯"等，并记载了第一张妇科处方四乌贼骨一藘茹丸，用以治疗"血枯经闭"。明代万全在《妇人秘科》中指出："脂痰凝塞者，盖妇女一身，内而肠胃开通，无所阻塞，外而经遂流利，无所凝滞，则血气和畅，经水应期，惟彼肥硕者，膏胎充满，元室之户不开，夹痰者，痰涎壅滞，血海之波不流，故有过期而经始行，或数日而经一行，及为浊为带为经闭为无子之病。"临床所见痰阻经闭的成因，多见于肥胖脂满之人，多痰多湿，或脾肾阳虚，痰湿滞于冲任，积痰下流于胞门，阻碍血脉流通，胞脉闭塞，而致月经不行。也有脾胃素盛体质尚实，由于情志不畅，心气郁结，肝失条达，脾土受侮，痰火胶结，阴精被劫，脉络空虚，导致经闭。其治应以"虚则补之，实则泻之"为原则，采用通补之法，配合使用。选案如下：

裴兆期治一妇，头眩耳鸣，肉𥆧筋惕，恍惚不得寐，乍作乍止半载矣。后乃阻经四月，小腹如怀孕状，医疑其妊而安之。忽一日，下紫黑血少许，始知为经闭。改用通经药数剂，腹不减，反增恶心呕哕，粥饮下咽，旋即越出，咽喉焦痛，舌黑无津，医不知何故。裴诊之，六脉弦细而滑，两关尤甚。曰：顽痰闭滞，血海壅瘀，月事乃阻耳。其脉细而滑者，痰脉也；头眩耳鸣恍惚者，痰证也；呕吐不食者，痰客中焦也；舌黑无津，咽喉焦痛者，痰生热也。经谓治病必求其本，今病本于痰，必以治痰为首务。遂投滚痰丸八十粒，不动。再投七十粒，小腹微痛。次日又服如数，小腹痛不可忍，将夜半下如猪肝者四五块，每块几盈尺，更下如破絮脂膜者无数，又累累若石榴子，红白攒缀，连络而下者，不啻二三斗，小腹顿平，痛亦如失。最异者吐痰碗许，俱如绿草汁色，口角流涎不断，如琴弦之坚。丹溪谓怪病是痰，十居八九，良然。时胸次未平，饮食少进，用橘红、茯苓各一钱，枳实、黄连、半夏曲各八分，水煎入姜汁二匙，竹沥半酒杯。二剂后，以六君子汤加减，更服加味润下丸，调理百余日而愈，逾年生一子。（《续名医类案·卷二十三》）

按语：古人云百病多由痰作祟，痰饮致病的临床表现复杂多变，而以咳、喘、悸、眩、呕、满、肿、重、痛等症状最为多见。本案患者在闭经的同时，临床表现有眩晕、肿块、呕吐、脉滑等，用通经药数剂无效，乃因病本于痰，故以治痰为首务，投滚痰丸攻下痰浊而小腹肿块消失。再用理气健脾化痰以及补气健脾之法调理，理法方药对证，故调理百日而愈。

15. 产后癫狂

癫狂是一种常见病证。癫者静而多喜，如痴如醉，或悲或喜，语无伦次。狂者以喧扰不宁，躁狂打骂，动而多怒为特征。《丹溪心法·癫狂》说："癫属阴……大率多因痰结于心胸间。"《临证指南医案·龚商年按》说："狂由大惊大恐，病在肝胆胃经，三阳并而上升，故火炽则痰涌，心窍为之闭塞。"可见癫狂皆与痰有密切关系，其成因为痰，病位在心、肝、脾脏，多由思虑太过，所求不得，或因忧恐，气血逆乱，气滞津聚，结而成痰，痰随气逆，迷塞心窍，神明不用所致。产后癫狂，是以胎儿娩出后，因七情六淫、恶露逆越，气滞血瘀，伤及经络与脏器，聚瘀生痰，痰气郁结发为癫狂。临床常见躁动不安，喜怒无常，妄见妄闻，或自哭自笑、自言自语、目直痴呆不语、恐惧、腹痛不适等症状。其治当以涤痰镇心为主，有瘀血内阻者，又须配合活血祛瘀之法。选案如下：

施笠泽治痒友唐仲宣乃正，产后惊悸恍惚，语言错乱。此产后心虚，败血停积，上干包络，致病若此。先用佛手散加石菖蒲、五灵脂、刘寄奴、姜黄等药，以除败血，后以归脾调理而愈。至明年五月复产，复病前症，遍延诸医，施仍书前方。一医讶曰：寄奴、蒲黄等药，从何来邪？仲宣疑不复用。至是冬，施偶同李士材过大洪桥，忽遇仲宣，喜而迎曰：内人自乳子后，或歌曲嗔笑，狂妄不常，向服安神清心之剂不效，夜来几自缢矣，今偶值二子，岂天赐邪，幸为诊之。遂偕往诊之，六脉沉涩，曰：瘀血挟痰，久且益坚，非前药所能疗。用归尾、桃仁煎汤，下滚痰二服，每服三钱，下去恶物，复用镇惊镇肝调理而愈。(《续名医类案·卷二十五》)

按语：瘀血、痰浊上阻心窍均可致癫狂之疾，患者首次发病乃产后心虚，败血停积，上干包络，医用活血化瘀之法治愈。再次发作乃日久痰瘀互结，医仍守前方治疗而无效，后改用滚痰丸加桃仁、归尾逐痰祛瘀而取效，可见临床诊治疾病当随症变化，不可固守死法。

16. 惊风

小儿惊风是以抽痉或伴神昏为其特征，其病势突然，来势凶险，变化迅速，往往威胁小儿生命，为儿科危重急症之一。急惊风的病因，以外感时邪，内蕴痰热为主要发病因素，小儿脏腑娇嫩，形气未充，又为稚阴稚阳之体，感邪之后，易于热化，热极则可生痰动风。食滞、痰郁亦可化火，火盛生痰，痰盛发惊，惊盛生风。亦有暴受惊恐，导致痰涎上壅，蒙蔽清窍，引动肝风而惊搐。选案如下：

万密斋治一小儿，痰壅发搐，气促而喘，而礞石滚痰丸，桑白皮煎汤，碾碎调服之，喘定痰下，搐亦止矣。(《续名医类案·卷二十九》)

按语：本案乃痰热壅肺，肺失宣降，故气促而喘；痰火引动肝风，故又见惊搐。治疗用礞石滚痰丸加桑白皮，泻火逐痰，宣肺平喘，方证相合，故喘定搐止。

（二）现代关于王珪的学术研究

现代对王珪的研究虽说涉及王珪的生平背景、学术思想、临床经验等多个方面，但主要还是有关礞石滚痰丸方的配伍、用药，特别是临床应用的研究，现将研究概况简述如下。

1. 生平与学术思想的研究

褚玄仁、李珊丽等对王珪的生平有较为详细的考证，并列出了王珪的生平年表，揭示了王珪的生平活动概况。李氏并将王珪的医学贡献概括为融三教一典的养生理论、独树一帜的痰证诊疗以及勤临证，尚操守三个方面。屈建峰等对《泰定养生主论》学术思想的研究认为，王珪论养生重在养心，并提出了分阶段进行调养的思想与方法，指出孕前准备阶段——适龄而婚，适时而孕；怀孕阶段——避房事，调畅情志，养成好习惯；婴幼儿阶段——重视保健，做好教育；成年阶段——调畅情志，调和气血；晚年生活阶段——无欲无求，个性养生。另一方面，王氏详述了痰病的痰源、分类诊断、标本缓急和重视怪痰及综合调理的思想，明确提出了"痰证论"并创制"滚痰丸"。其对养生观念的形成和痰病诊治思想的发展具有深远的影响。

程志立等主要探讨了《泰定养生主论》的养生思想，概括为养生以养心为上，养心以孝道为先；人有婚孕婴幼壮老，养生亦当各有所重；养生要各安其分，知医保生，济世利生；养生当知天文、地理、人事，明辨是非曲直；养生应当谨守古训，躬身自省等五个方面。王莹莹等还讨论了王珪有关婚育保健的思想。

有关王珪痰证学术思想的研究相对较多，发表论文有5篇，褚玄仁等较早阐述了《泰定养生主论》有关痰证的病因、病机和病理表现，痰证的病候分类，痰证治则及滚痰丸的组成用法，并指出滚痰丸适用于实热老痰，顽痰怪证，以"口燥、咽干、大便秘结"为其依据，《张氏医通》又加"舌红、苔黄、脉滑"，尤为正确，更便掌握。李清等从痰证成因、痰证病候、痰证诊断、痰证治疗与痰证主方等方面进行了总结。其他学者对王珪痰证学术思想研究的结果与此基本相同，无外病因病机、临床表现、证候分类、治疗原则及代表方剂等几个方面。其中痰证的病候涉及西医学的消化系统、呼吸系统、心血管系统、泌尿系统、精神神经系统等。另外，田财军探讨了《泰定养生主论》中有关老年尿便障碍的证治，其中衰老门中载方35首，主治尿便障碍的20首，占57.14%，分析王珪之治疗特点，主要体现为谙熟经典，重视病机；不尚神奇，方重实效；选药精当，平实简易；多制丸散，服用方便；缓急有度，重视外治；常取攻邪，着眼痰火等。

2. 礞石滚痰丸的组方用药及临床应用研究

现代有关王珪学术思想的研究，主要集中于其所创立的礞石滚痰丸组方用药及临床应用的研究方面，分别从方剂源流、方药分析、功效主治、临床运用等多个角度入手，对滚痰丸药物组成、方义、药物选材与炮制、服法等相关内容进行分析研讨。潘桂娟、方亚利、柳亚平等分析了礞石滚痰丸的立方思想、方剂组成、配伍分析、适应病证、剂量、服法、宜忌等。王水潮等考证认为原组方君药应为青礞石的煅制品，而非金礞石。王璞等对礞石滚痰丸中火硝煅青礞石的方剂学意义进行研讨，认为有逐下痰实与清泻火热两方面的药物配伍价值。李顺保等通过对38例滚痰丸证脉舌象之分析探讨其证治规律，认为滚痰丸方证的病机病证为痰火蒙扰心致神志昏乱；痰热塞肺致咳喘痰盛；湿热食积阻遏中焦致脘腹胀痛，便秘等。苔脉多为舌红、绛、紫，苔黄厚腻，口甜，脉弦、滑、数等。适应证以呼吸系统、精神神经系统、消化系统及传染病中呼吸困难或神志昏迷之重症为主。有学者将礞石滚痰丸的主治证候简括为壅、闭、窜、乱四个特点。壅，即痰涎壅塞；闭，指闭阻气血；窜，是痰气走窜；乱，指神情错乱，包括情志和神志失常。并据现代临床报道，礞石滚痰丸证之舌象特点为苔黄腻、黄燥或黄厚，脉象多滑数、弦滑数或沉滑有力。

关于礞石滚痰丸的临床应用，据现代临床报道，滚痰丸可以用于治疗精神疾患、脑血管意外、消化系统疾病、神经官能症等多类疾病。精神异常方面，如多种原因诱发之癫狂、妇女狂躁、精神分裂症、反应性精神障碍、抑郁症等病证，治疗时可用滚痰丸合加味温胆汤、朱砂安神丸等方剂。脑血管意外包括脑出血、脑梗死、脑血栓形成等，如果患者确实有痰浊阻络之证，可以依据辨证类型配合运用天麻钩藤饮、增液承气、调胃承气、大承气等汤剂。消化系统疾病如胆道结石症、婴儿先天性胆道囊肿、老人习惯性便秘、慢性结肠炎、消化性溃疡等，均有用滚痰丸治愈的报道。滚痰丸还可以治疗眩晕、耳鸣、惊悸、偏头痛、失眠、惊惕不安、夜游症、神经性厌食症伴精神障碍、慢性支气管炎等。此外，滚痰丸也用于治疗小儿痫病、单纯性肥胖病胃热湿阻证、心房纤颤、更年期抑郁症、泛发性湿疹、瘰病、乙型脑炎和肺性脑病的治疗。还有学者发现，滚痰丸除涤痰功效之外，也有一定的降血脂、降血压作用。如孔德荣、吴多琛等报道用礞石滚痰丸治疗精神分裂症，疗效均明显优于单纯西药治疗组。彭瑶等报道治疗脑外伤并发躁狂型精神障碍，结果显示在西药常规治疗基础上，加服礞石滚痰丸较单独使用氯丙嗪控制躁狂症状更为有效。刘迪加报道对癫痫之痰火扰心，肝风内动型采用《景岳全书》礞石滚痰汤联合《沈氏尊生书》医痫无双丸治疗，疗效满意。仲玉英报道治疗中风，对风阳痰火型方用礞石滚痰丸合大承气汤，风阳夹痰型方用礞石滚痰丸合调胃承气汤，风阳上扰型选礞石滚痰丸合增液承气汤，认为通过通腑泄浊釜底抽薪，使上潜之阳亢下降，同时，通过涤痰泄热（浊），可防止风阳上扰向夹痰化火转变，阻遏病势的发展。张宏玲报道内服滚痰丸合二陈汤治疗小儿肺炎脾虚痰湿型咳嗽，7天为1个疗程，治疗3个疗程后统计疗效，结果28例患儿中治愈20例（占71.4%），好转5例（占17.9%），未愈3例（占10.7%），总有效率89.3%。樊遂明等用礞石滚痰汤治疗消化性溃疡40例，总有效率为95%。尹高云研究了礞石滚痰丸加减方对痰热内扰型失眠症生活质量的影响，结果显示礞石滚痰丸加减方可以有效缓解失眠，改善患者生活质量。

霍磊研究了礞石滚痰丸加减方对痰热郁结型抑郁症疗效及生活质量的影响，结果显示礞石滚痰丸加减方具有化痰清热、理气开郁的作用，对痰热郁结型抑郁症有良好的疗效，明显改善患者的中医症状，提高其生活质量，并能明显减少不良反应的发生。谭庆刚报道运用滚痰丸治疗凡因痰、热、火、实所致之证，诸如眩晕、耳鸣、惊悸、半身不遂等，均能获得较好疗效。秦冰亭等报道用滚痰丸治疗单纯性肥胖病胃热湿阻证 65 例，疗效与国际公认的减肥药芬氟拉明相似，而远期疗效优于后者亦无明显副作用，观察中还发现滚痰丸有一定的降血脂、降血压作用。

另外，也有学者对礞石滚痰丸的服用方法进行研究，提出可分以下几种情况，一是夜晚临睡，熟水送药，服后静卧，勿再进食水；二是日间服用，服后静卧半日，勿再进食水，勿坐行言语；三是根据药后反应，调整剂量；四为根据病证虚实、体质强弱，调整用量用法。

综上所述，王珪是医学史上著名的隐士医家之一，其早年从官，兼修医学，中年以后辞官隐居，澄心丹道，专攻医术，所著《泰定养生主论》，是元代著名的养生学专著。此书内容别开生面，其论养生提出参悟三教以养"心"为主、实践内丹而炼化精气、分段养生以量力而行的养生思想，并按照生命的自然规律，阐述了婚合期、胎孕期、婴幼期、童壮期、老年期等个体从孕育到终老不同阶段的养生方法，将各种养生措施贯穿于人生之生、长、壮、老的全过程中。其临证经验主要体现在对痰病病证表现的认识与治法方药的创新方面，尤其"滚痰丸"的研制成功，为元代以后中医临床各科痰病辨证论治提供了丰富的经验与方法，被历代医家视为"痰证"理论与临床诊治的开拓创新。其书中所载关于"痰"证（病）的理法方药，对于后世影响深远，至今魅力不衰。

王珪

参考文献

［1］元·王珪著；褚玄仁注.泰定养生主论［M］.北京：学苑出版社，
2003.

［2］梁·萧统编；唐·李善注.文选［M］.北京：中华书局，1981.

［3］辽·释行均.龙龛手镜［M］.北京：中华书局，1985.

［4］李聪甫.传统老年医学［M］.长沙：湖南科学技术出版社，1986.

［5］清·陈梦雷.古今图书集成医部全录（第十二册）［M］.北京：人
民卫生出版社，1991.

［6］褚玄仁，李顺保.王珪的痰证学说［G］//中医痰病研究与临床
（第1集）［C］.北京：中国中医药出版社，1995.

［7］刘从明.朱丹溪治痰的学术思想与经验［G］//中医痰病研究与临
床（第1集）.北京：中国中医药出版社，1995.

［8］潘桂娟.中医痰病研究与临床［M］.北京：中医古籍出版社，
1998.

［9］王永炎，栗德林.今日中医内科（下卷）［M］.北京：人民卫生出
版社，2000.

［10］傅维康.《泰定养生主论》的养生学特点［M］//江一平，储水鑫，
沈桂祥.古医籍各家证治抉微.北京：中医古籍出版社，2000.

［11］李飞.方剂学（中医药学高级丛书）［M］.北京：人民卫生出版
社，2002.

［12］何本方，李树权，胡晓昆.中国古代生活辞典［M］.沈阳：沈阳
出版社，2003.

［13］严世芸.中医学术发展史［M］.上海：上海中医药大学出版社，
2004.

［14］刘小华.中国古代养生思想研究［M］.哈尔滨：黑龙江教育出版
社，2006.

［15］何绍奇.读书析疑与临证得失（增订版）［M］.北京：人民卫生出版社，2006.

［16］程昭寰.方剂气味配伍理论及应用［M］.北京：中国中医药出版社，2006.

［17］杜惠芳，赵建农.名医名家方剂心得汇讲（儿科卷）［M］.西安：陕西科学技术出版社，2007.

［18］邓中甲.方剂学［M］.上海：上海科学技术出版社，2008.

［19］王瑞祥.中国古医籍书目提要［M］.北京：中医古籍出版社，2009.

［20］陆文彬.礞石滚痰丸临床运用体会［J］.江苏中医，1966（1）：17-18.

［21］褚玄仁.礞石滚痰丸方证分析和临床运用［J］.中医杂志，1980（4）：45-46.

［22］胡扬名.礞石滚痰丸的临床应用［J］.江西中医药，1984（2）：32.

［23］褚玄仁.礞石滚痰丸治疗久泄验案二则［J］.江苏中医杂志，1985（9）：21-22.

［24］朱曾柏.广义痰病学的源流［J］.中医药学报，1987，（2）：14-18.

［25］杨尧森.礞石滚痰丸为主治愈夜游症、下肢敲动症［J］.四川中医，1988（11）：30-31.

［26］金国栋.礞石滚痰丸加味治癔病昏迷一则［J］.新中医，1988（7）：22.

［27］褚玄仁，戴祖铭.王珪生平及其痰证学说［J］.中医杂志，1990（5）：9-11.

［28］赵治邦.礞石滚痰丸临床应用举隅［J］.实用中医内科杂志，1991，5（2）：31-32.

［29］李顺保，褚玄仁，朱卫.滚痰丸证治规律初探.甘肃中医，1992，5（2）：20-22.

［30］滕盛斌.礞石滚痰丸加味治愈持久性心房纤颤［J］.江苏中医，1992（6）：16.

［31］王水潮，党合群，彭勇.礞石滚痰丸君药存疑问题商榷［J］.青海医药杂志，1993（1）：47-48.

［32］吴多琛，邢向忠，王燕华.礞石滚痰丸合并氯丙嗪与单用氯丙嗪治疗精神分裂症80例盲式对照研究［J］.山东精神医学，1994（2）：27-28.

［33］褚玄仁.滚痰丸治验介绍［J］.中医杂志，1994，55（3）：144-145.

［34］褚玄仁，李顺保.王珪生平年表［J］.江苏中医，1995，16（1）：43-45.

［35］仲玉英.礞石滚痰丸合承气汤治疗中风24例［J］.四川中医，1995（2）：20-22.

［36］潘桂娟，杨威.滚痰丸考述［J］.内蒙古中医药，1996（1）：37-38.

［37］赵盈，武建华.礞石滚痰丸治疗顽固性便秘1例［J］.山西中医，1997，13（3）：27.

［38］樊遂明，马冬梅.礞石滚痰汤治疗消化性溃疡40例［J］.河南中医药学刊，1997，12（5）：42-43.

［39］孔德荣.滚痰丸治疗精神分裂症80例临床研究［J］.中原医刊，1998，25（8）：45-46.

［40］陆家骏，沈阳.潘舜海运用礞石滚痰丸经验［J］.浙江中医杂志，1999（2）：53.

［41］王璞，齐成华.论礞石滚痰丸中火硝煅青礞石的方剂学意义［J］.云南中医中药杂志，1999，20（4）：30-30.

［42］秦冰亭，贾远怀，张铮．滚痰丸治疗单纯性肥胖病胃热湿阻证65
例［J］．中国中医药科技，2001，8（4）：263-264．

［43］王钦忠．滚痰丸治疗癫狂的体会［J］．福建中医药，2001，32
（6）：31．

［44］谭庆刚．滚痰丸的临证应用［J］．陕西中医，2002，23（8）：
750-751．

［45］王薇．从痰论治神经性厌食症伴精神障碍［J］．浙江中医杂志，
2003（3）：131．

［46］黎氏水．礞石滚痰丸加减治疗更年期抑郁症举隅［J］．甘肃中医，
2005，18（5）：11-12．

［47］时双双．礞石滚痰丸加减方治疗痰热郁结型抑郁症的临床研究
［D］．山东中医药大学，2005．

［48］王占华．礞石滚痰丸治疗疑难病验案举例［J］．中医药信息，
2006，23（1）：33-34．

［49］马宏．礞石滚痰丸服法浅探［J］．中国中医急症，2007，16（1）：
110-111．

［50］李清，潘桂娟．王珪痰证诊疗之研讨［J］．江西中医学院学报，
2007，19（2）：11-12．

［51］吴雪彪．滚痰丸渊源及其临床应用［J］．贵阳中医学院学报，
2009，31（1）：59-60．

［52］吴雪彪．王珪痰证学说探析［J］．河北中医，2009，31（1）：
128-129．

［53］李晶，赵德喜．赵德喜教授以古方治愈重度抑郁发作1例［J］．
吉林中医药，2009，29（2）：153-154．

［54］杜亚青，艾华．王珪痰证学术思想之探讨［J］．辽宁中医药大学

学报，2009，11（6）：205-206.

［55］尹高云.礞石滚痰丸加减方对痰热内扰型失眠症生活质量影响研究［D］.山东中医药大学，2009.

［56］霍磊.礞石滚痰丸加减方对痰热郁结型抑郁症疗效及生活质量影响的临床研究［D］.山东中医药大学，2009.

［57］王莹莹，屈建峰，杨金生.《泰定养生主论》的婚育保健［J］.中华医史杂志，2010，40（1）：18-20.

［58］屈建峰，王莹莹，杨金生.《泰定养生主论》学术思想初探［J］.中国中医基础医学杂志，2010，16（2）：109-110，115.

［59］田伟，刘治中，刘理想，等.王珪痰证学术思想研究［J］.江西中医杂志，2010，41（6）：20-21.

［60］彭瑶，陈泽奇，罗杰坤.礞石滚痰丸治疗脑外伤并发躁狂型精神障碍疗效观察［J］.中国中医药信息杂志，2010，17（6）：79-80.

［61］李珊丽，沈澍农.元代医家王珪生平及医学贡献［J］.辽宁中医药大学学报，2010，12（11）：105-106.

［62］李珊丽，沈澍农.《泰定养生主论》难字小考［J］.南京中医药大学学报（社会科学版），2011，12（1）：43-45.

［63］柳亚平.礞石滚痰丸方证探讨［J］.中国中医基础医学杂志，2011，17（6）：642-643.

［64］刘迪加.礞石滚痰丸归脾汤治疗癫痫38例［J］.陕西中医，2011，32（10）：1350.

［65］方亚利.《泰定养生主论》滚痰丸详析［J］.陕西中医学院学报，2011，34（6）：13-15.

［66］李珊丽.《泰定养生主论》的文献学研究［D］.南京中医药大学，

2011.

［67］张明锐，德学慧，额尔德木图，等.论礞石滚痰丸的服法［J］.
内蒙古医学院学报，2012，34（4）：312-315.

［68］田财军.《泰定养生主论》老年尿便障碍证治分析［J］.现代中
医药，2012，32（3）：77-78.

［69］程志立，宋歌，刘理想，等《泰定养生主论》养生思想发凡［J］.
中国中医基础医学杂志，2012，18（11）：1195-1197.

［70］张宏玲.滚痰丸合二陈汤治疗小儿肺炎脾虚痰湿型咳嗽28例
［J］.中医儿科杂志，2013，9（1）：30-31.

［71］梁正辉.礞石滚痰丸加减治疗失眠验案一则［J］.中国民间疗法，
2013，21（4）：41.

［72］刘汉鹏，朱默里，胡志强.胡志强教授运用礞石滚痰丸加减治疗
痰热郁结型抑郁症临证经验［J］.现代中医药，2013，33（4）：
10-11.

［73］宋红波，田财军《张聿青医案》礞石滚痰丸案的证候学分析［J］.
山东中医药大学学报，2013，37（5）：415-416.

［74］方亚利.《泰定养生主论》书名解析［J］.陕西中医学院学报，
2014，37（3）：69-71.

（总计 102 名，以医家出生时间为序）

汉晋唐医家（6名）

张仲景　王叔和　皇甫谧　杨上善　孙思邈　王　冰

宋金元医家（18名）

钱　乙　成无己　许叔微　刘　昉　刘完素　张元素

陈无择　张子和　李东垣　陈自明　严用和　王好古

杨士瀛　罗天益　王　珪　危亦林　朱丹溪　滑　寿

明代医家（25名）

楼　英　戴思恭　王　履　刘　纯　虞　抟　王　纶

汪　机　马　莳　薛　己　万密斋　周慎斋　李时珍

徐春甫　李　梴　龚廷贤　杨继洲　孙一奎　缪希雍

王肯堂　武之望　吴　崑　陈实功　张景岳　吴有性

李中梓

清代医家（46名）

喻　昌　傅　山　汪　昂　张志聪　张　璐　陈士铎

冯兆张　薛　雪　程国彭　李用粹　叶天士　王维德

王清任　柯　琴　尤在泾　徐灵胎　何梦瑶　吴　澄

黄庭镜　黄元御　顾世澄　高士宗　沈金鳌　赵学敏

黄宫绣　郑梅涧　俞根初　陈修园　高秉钧　吴鞠通

林珮琴　章虚谷　邹　澍　王旭高　费伯雄　吴师机

王孟英　石寿棠　陆懋修　马培之　郑钦安　雷　丰

柳宝诒　张聿青　唐容川　周学海

民国医家（7名）

张锡纯　何廉臣　陈伯坛　丁甘仁　曹颖甫　张山雷

恽铁樵